U0188375

眼耳鼻咽喉
专科护理技术操作规范

组　编　复旦大学附属眼耳鼻喉科医院

主　编　归纯漪　华　玮　王　方

主　审　李　越　耿小凤

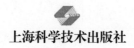

上海科学技术出版社

图书在版编目（CIP）数据

眼耳鼻咽喉专科护理技术操作规范 / 归纯漪，华玮，
王方主编. -- 上海：上海科学技术出版社，2024.1
　　ISBN 978-7-5478-6276-6

　　Ⅰ．①眼… Ⅱ．①归… ②华… ③王… Ⅲ．①五官科
学－护理－技术操作规程 Ⅳ．①R473.76-65

　　中国国家版本馆CIP数据核字(2023)第196480号

眼耳鼻咽喉专科护理技术操作规范
组　编　复旦大学附属眼耳鼻喉科医院
主　编　归纯漪　华　玮　王　方
主　审　李　越　耿小凤

上海世纪出版(集团)有限公司
上海科学技术出版社　出版、发行
(上海市闵行区号景路159弄A座9F-10F)
邮政编码201101　　www.sstp.cn
江阴金马印刷有限公司印刷
开本 787×1092　1/16　印张 8.75　插页 4
字数 180千字
2024年1月第1版　2024年1月第1次印刷
ISBN 978-7-5478-6276-6 / R·2811
定价：58.00元

内容提要

　　本书由复旦大学附属眼耳鼻喉科医院组织编写，系统介绍了眼科、耳鼻咽喉科护理人员必须掌握的专科护理操作技术。书中囊括了临床上常用的眼耳鼻咽喉专科护理操作技术，如球后注射技术、泪液分泌试验、外耳道冲洗技术等，每项操作分别从操作目的、操作流程、注意事项、并发症的预防与处理措施进行阐述，简明直观，贴近临床。书中同时附有相应的练习题，读者可扫描二维码同步练习。

　　本书内容实用性、可操作性强，可供眼耳鼻咽喉科专科护理人员学习使用。

编委会

主　编　归纯漪　华　玮　王　方

主　审　李　越　耿小凤

副主编　田梓蓉　李　姝　陈惠芳　方　琼　周　琦　胡延秋

....

编　委　（按姓氏笔画排序）

王　方（复旦大学附属眼耳鼻喉科医院）

王　晶（复旦大学附属眼耳鼻喉科医院）

方　琼（上海交通大学医学院）

归纯漪（复旦大学附属眼耳鼻喉科医院）

田梓蓉（首都医科大学附属北京同仁医院）

任晓波（首都医科大学附属北京同仁医院）

华　玮（复旦大学附属眼耳鼻喉科医院）

李　姝（上海交通大学医学院附属第一人民医院）

李　韵（复旦大学附属眼耳鼻喉科医院）

杨　蕾（上海城建职业学院）

吴建芳（复旦大学附属眼耳鼻喉科医院）

沈亚云（复旦大学附属眼耳鼻喉科医院）

张宛侠（首都医科大学附属北京同仁医院）

陈惠芳（上海交通大学医学院附属第九人民医院）

邵　静（复旦大学附属眼耳鼻喉科医院）

林晨珏（复旦大学附属眼耳鼻喉科医院）

周　琦（复旦大学附属眼耳鼻喉科医院）

郑凯蓉（上海交通大学医学院附属第一人民医院）

序 一

　　非常高兴看到眼科领域的护理技术书籍再添一本由复旦大学附属眼耳鼻喉科医院护理部组编的《眼耳鼻咽喉专科护理技术操作规范》。作为一名从事眼科护理工作多年的专业护理人员，我深知眼科护理专科技术有着对操作精准度要求高、难度大的特点，这就要求护士既要具备扎实的理论基础，又要具有灵活的动手操作能力和精细的操作手法。令我十分欣喜的是，本书归纳的眼科护理技术不仅操作项目齐全、内容充实、指导性强，而且附有精美的操作图片，读者能从中获取到各项眼科专科技术并发症的预防措施和处理方案，尽最大努力保证操作安全性。总而言之，我十分乐意向广大眼科临床护士推荐这本操作规范，相信该书一定能为大家提供专业的操作指导、解决临床技术疑惑，从而提高眼科护理人员的技术自信和专科自信。希望未来本书也可以在中华护理学会眼科专科护士培训中发挥价值。

　　"路漫漫其修远兮，吾将上下而求索"。非常感谢复旦大学附属眼耳鼻喉科医院、首都医科大学附属北京同仁医院、上海交通大学医学院附属第一人民医院、上海交通大学医学院附属第九人民医院、上海交通大学医学院、上海城建职业学院的眼耳鼻咽喉专科护理作者，感谢你们严谨踏实、专业求新的态度，让这本书得以问世，让广大眼科护理人员能够站在你们的肩膀上继续不忘初心、砥砺前行！

主任护师、硕士生导师
中华护理学会眼科护理专业委员会主任委员
首都医科大学临床护理学院副院长
2023 年 6 月

序 二

　　近年来，在医学突飞猛进的大背景下，人民群众对健康的需求不断增加，期望得到更加优质的护理技术服务。耳鼻咽喉专科护理技术操作风险高、难度大，对耳鼻咽喉科护士提出了更高的要求，需要护理人员更加聚焦专科技术，紧跟临床步伐，才能满足专科高质量发展的需求。

　　获悉由复旦大学附属眼耳鼻喉科医院护理团队牵头编撰的《眼耳鼻咽喉专科护理技术操作规范》即将出版，深为中华护理学会耳鼻喉科副主委单位感到由衷的欣喜与自豪。本书同时得到了首都医科大学附属北京同仁医院、上海交通大学医学院附属第一人民医院、上海交通大学医学院附属第九人民医院、上海交通大学医学院、上海城建职业学院的通力协作，汇聚了耳鼻咽喉科护理人的集体智慧。通读书稿，内容丰富，每项耳鼻咽喉专科护理技术都包括了精准的操作目的、标准化的操作流程、详尽的注意事项及可能发生的并发症的预防和处理，且图文并茂、内容细致严谨，细节之处尽显耳鼻咽喉科专科特色。相信该书能够为耳鼻咽喉科护理工作者提供操作参考，亦能推进耳鼻咽喉专科护理技术的操作规范真正实施、落地。

　　本书是广大耳鼻咽喉科护理人辛勤付出的结晶，体现了耳鼻咽喉护理人精益求精、力求科学的务实精神，将促进耳鼻咽喉专科护理技术进一步高质量发展。在此，真诚感谢参与编写本书的护理管理人员和临床护理专家，愿大家踔厉奋发、携手并进，共同开创耳鼻咽喉护理事业的新篇章！

耿小凤

主任护师

中华护理学会耳鼻喉科护理专业委员会主任委员

北京大学第一医院护理部总护士长

2023年6月

前　言

　　随着专科医学技术的迅猛发展，眼耳鼻咽喉的护理学理论和实践研究也日益进展。近年来，专科护理操作技术不断汲取专家共识、团体标准、循证护理的智慧精华，同时也在科学和人文方面取得了平衡和进步，专科发展日臻完善。为更好地展现眼耳鼻咽喉专科护理操作技术的新理念、新技术、新方法，我们编写了这本《眼耳鼻咽喉专科护理技术操作规范》。

　　本书是由多家医院长期从事眼耳鼻咽喉专科临床护理、护理管理和护理教学的专家共同编撰完成，编写过程中充分结合了临床操作实际，听取了众多临床护理人员的建议，并参考了大量护理教材及文献，力求兼具科学和务实。

　　本书内容包括眼科护理技术操作规范、耳鼻咽喉科护理技术操作规范两章，涵盖了眼科、耳鼻咽喉科常见的各项操作。每项操作技术均由操作目的、操作流程、注意事项、并发症的预防与处理措施组成。操作流程中的关键步骤描述详细、有配图，对临床实践具有较好的指导作用；操作流程中还指出了考核要点，明确了操作的重点、难点，为操作培训考核提供有力参考。此外，本书还给出了完善的操作并发症预防和处理措施，扩展了护士操作相关知识。每项操作的要点均附有相关练习题，读者可扫码阅读，并按此进行自评、考核，以巩固学习效果，充分掌握操作关键点。

　　本书在编撰过程中得到许多眼耳鼻咽喉专科护理专家的指导和亲自参与，是集体智慧和实践的结晶，在此表示诚挚的感谢！希望本书能为眼耳鼻咽喉专科临床护理人员提供有益的技术操作指导，并能成为专科护理教学和考核的助力工具。也希望同仁在阅读和学习中不断思考总结，提出意见和建议，我们将不断在实践中进行优化、完善。相信未来眼耳鼻咽喉专科护理之路将越走越开阔，希望有更多的有志之士并肩同行，祈愿我们共同努力奋进！

编　者

2023年6月

目 录

扫码做练习题

第一章
眼科护理技术操作规范

第一节 滴眼药水技术

【操作目的】

1. 用于眼部疾病的预防、治疗。

2. 眼部检查前散瞳、缩瞳及表面麻醉等。

3. 诊断性染色,如荧光染色检查角膜上皮缺损,泪道通畅试验等。

【操作流程】

操作步骤	操作要点	考核要点
1. 素质及环境要求	(1) 服装整洁,仪表大方,语言恰当,态度和蔼 (2) 环境安静整洁,光线充足,适宜操作	与患者沟通耐心 环境适合操作
2. 评估与解释	(1) 洗手、戴口罩 (2) 核对患者信息、眼别 (3) 评估患者意识状态、合作程度、患眼情况,有无角膜溃疡、穿孔、感染等情况,询问药物过敏史 (4) 解释滴眼药水的目的,需配合的事项,取得患者配合	详细评估患者病情、过敏史、患眼情况等 患者可配合
3. 操作前准备	(1) 再次洗手 (2) 用物准备:治疗盘、眼药水、干棉签、纱布(按需)	操作用物齐全、可使用
4. 操作过程	(1) 再次核对:核对患者信息、药物及眼别 (2) 患者准备:根据患者实际情况协助采取坐位或仰卧位[图1-1-1、图1-1-2滴眼药水体位(坐位、仰卧位)] (3) 擦净眼部:先用干棉签拭净眼部分泌物,若分泌物较多,可用温水浸湿纱布后擦拭,擦拭方向从外眦到内眦,避免反复来回擦拭 (4) 嘱患者头稍向后仰,眼向上注视或轻轻闭眼 (5) 滴眼药水:非优势手以拇指及示指(食指)分开上、下眼睑(或用干棉签向下轻拉下眼睑),暴露下结膜囊并固定滴眼药水的手(优势手)的小指支撑在患者前额部/鼻梁部/太阳穴处,滴管口或瓶口距离眼睛至少2～3 cm,不能碰到眼睑和睫毛;将眼药水瓶倾斜,眼药水瓶口不能正对着眼睛[图1-1-3	开放式核对 根据评估结果选择合适体位 擦拭方法正确、轻柔 眼药水瓶头部未污染 滴药手法正确 同时滴多种眼药时顺序正确、间隔时间正确

续　表

操作步骤	操　作　要　点	考　核　要　点
4. 操作过程	滴眼药水手法）。将滴眼液滴入结膜囊内1～2滴，闭合上下睑（按需轻提上睑），嘱患者闭眼5 min，勿立即睁眼，防止药液外溢，用干棉签拭去外溢眼液 （6）询问、观察患者滴眼液后有无不适，做好健康指导	操作流程合理、流畅 健康指导无遗漏
5. 操作后	（1）再次核对患者信息 （2）整理用物，清理污物 （3）洗手，记录	处理用物正确 记录无误

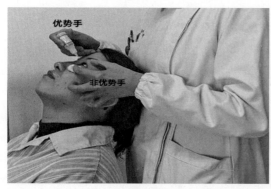

图 1-1-1　滴眼药水体位（坐位）　　　　图 1-1-2　滴眼药水体位（仰卧位）

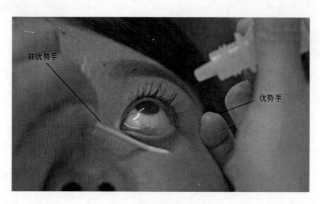

图 1-1-3　滴眼药水手法

【注意事项】

1. 体位

（1）站在患者身后，患者头部靠在操作者上腹部。

（2）站在患者旁边，患者平卧并协助患者头向后仰。

2. 严格执行查对制度，双眼都需滴眼液时，应先滴健眼，再滴患眼。若为传染性眼病患者,需要实行药物隔离,眼药水应分开独立使用,双眼患病者一眼一支眼药,单眼患病者一人一支眼药,使用后物品应根据消毒隔离要求规范处理。

3. 操作时动作轻柔,对穿孔伤和角膜溃疡者尤应注意,分开眼睑时将手指的用力点放在眶缘上,勿压迫眼球,以免眼球穿孔。角膜感觉灵敏,应避免药液勿直接滴在角膜上。滴用表面麻醉滴眼液后角膜敏感性降低,2 h内切忌揉眼,以免角膜损伤。

4. 滴眼药水时,应注意药物过敏及药物之间的化学反应,滴毒性药物(如阿托品滴眼液)滴眼后按压泪囊部3～5 min,以免药液流入鼻腔时,被鼻黏膜过多吸收产生毒性反应。而泪道疾病患者滴药后不按压泪囊区,以便药液能顺利流到泪道病变部位,起到治疗作用。

5. 同时滴多种眼药水时,用药顺序为水溶性—混悬性—油性;每种药物间隔至少5 min;先滴刺激性弱的药物,后滴刺激性强的药物;滴混悬性眼液(如妥布霉素地塞米松滴眼液等),使用前先充分摇匀再用。

6. 散瞳剂、缩瞳剂需分开放置,患者一眼使用散瞳剂,另眼使用缩瞳剂时,需双人核对,避免滴错眼液或眼别,造成不良后果。

7. 一般眼液开封后1个月内使用,过时应弃去,具体使用期限及保存方法根据产品说明书。

【并发症的预防与处理措施】

过敏反应

(1)预防:① 操作时严格执行查对制度,认真仔细询问患者药物过敏史、眼别等信息,让患者了解自己所用药物的名称和作用。② 特殊、有毒性的药物要有醒目的标识,操作时要反复核对。

(2)处理:① 立即通知医生,根据医嘱做好结膜囊冲洗等措施以减轻药物在眼内的吸收,并使用抗过敏药物或其他对症治疗。② 安慰患者及家属,做好心理护理。

(周琦　聂雯瑾)

第二节　涂眼药膏技术

【操作目的】

1. 用于预防、治疗眼部疾病。
2. 用于眼睑闭合不全、绷带加压包扎前保护角膜。

【操作流程】

操作步骤	操作要点	考核要点
1. 素质及环境要求	(1) 服装整洁,仪表大方,语言恰当,态度和蔼 (2) 环境安静整洁,光线充足,适宜操作	与患者沟通耐心 环境适合操作
2. 评估与解释	(1) 洗手、戴口罩 (2) 核对患者信息、眼别 (3) 评估患者意识状态、合作程度、患眼情况,有无角膜溃疡、眼球穿通伤、感染等情况,询问有无药物过敏史 (4) 解释涂眼药膏的目的,需配合的事项,取得患者配合	操作前详细评估患者病情、过敏史、患眼情况等,严格遵医嘱涂眼药膏 患者可配合
3. 操作前准备	(1) 再次洗手 (2) 用物准备:治疗盘、眼药膏、干棉签、纱布(按需)	操作用物齐全、可使用
4. 操作过程	(1) 再次核对:核对患者信息、药物及眼别 (2) 患者准备:根据患者实际情况协助采取坐位或仰卧位 (3) 擦净眼部:先用干棉签拭净眼部分泌物,若分泌物较多,可用温水浸湿纱布后擦拭,擦拭方向从外眦到内眦,避免反复来回擦拭 (4) 嘱患者头稍向后仰,眼向上注视或轻轻闭眼 (5) 涂眼药膏:非优势手以拇指及食指分开上、下眼睑(或用干棉签向下轻拉下眼睑),暴露下结膜囊。将涂眼药膏的手(优势手)的小指支撑在患者前额部/鼻梁部/太阳穴处,管口距离眼睛至少2～3 cm,勿触及眼睑及睫毛,以防污染。保持眼药膏管倾斜,眼药膏管口不能正对着眼睛,先将眼药膏软管前端眼药膏挤去一点在眼外,再涂于下结膜囊内(图1-2-1涂眼药膏手法)。轻提上睑,将上下眼睑闭合,嘱患者转动眼球,使眼药膏分布均匀;闭眼5～10 min,勿立即睁眼,用棉签拭去外溢眼药膏 (6) 询问、观察患者涂眼药膏后有无不适,做好健康指导	开放式核对 根据评估结果选择合适体位 操作手法正确、轻柔 眼药膏软管前端未污染 涂药膏手法正确 正确拭去外溢眼药膏 操作流程合理、流畅 健康指导无遗漏
5. 操作后	(1) 再次核对患者信息 (2) 整理用物,清理污物 (3) 洗手,记录	处理用物正确 记录无误

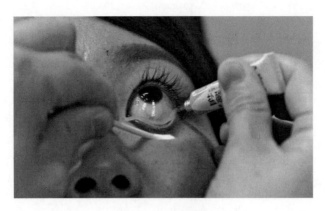

图1-2-1 涂眼药膏手法

【注意事项】

1. 用眼药前必须洗净双手,防止交叉感染。

2. 体位

(1) 站在患者身后,患者头部靠在操作者上腹部。

(2) 站在患者旁边,患者平卧并协助患者头向后仰。

3. 操作时动作轻柔,切勿压迫眼球,尤其是角膜溃疡患者更应注意,避免角膜穿孔等并发症发生。

4. 用于治疗睑缘炎时,应将眼药膏涂于睑缘部。眼药膏使用后可轻轻按摩眼睑2～3 min以促进吸收。眼外伤、角膜溃疡、内眼手术后,涂眼药膏后禁止按摩。

5. 涂眼药膏时,应注意药物过敏及药物之间的化学反应,涂毒性药物(如阿托品眼药膏)后按压泪囊部3～5 min,以免药液流入鼻腔时,被鼻黏膜过多吸收产生毒性反应。

6. 眼药膏一般在睡眠前使用,以使药物作用持久。如需在白天使用,涂眼药膏后嘱患者闭眼10 min以上,睁开眼睛前将多余的眼药膏用干棉签或棉球擦去,以免影响视物的清晰度给生活和工作带来不便。

7. 一般眼药膏开封后1个月内使用,过时应弃去,具体使用期限及保存方法根据产品说明书。

【并发症的预防与处理措施】

过敏反应

(1) 预防:① 操作时严格执行查对制度,认真仔细询问患者药物过敏史、眼别等信息,让患者了解自己所用药物的名称和作用。② 特殊、有毒性的药物要有醒目的标识,操作时要反复核对。

(2) 处理:① 立即通知医生,根据医嘱做好结膜囊冲洗等措施以减轻药物在眼内的吸收。② 使用抗过敏药物或其他对症治疗。③ 安慰患者及家属,做好心理护理。

(周琦 聂雯瑾)

第三节　球结膜下注射技术

【操作目的】

1. 提高药物在眼局部的浓度,增强药物作用,延长药物作用时间,常用于治疗眼前段疾病。

2. 眼表手术的结膜下浸润麻醉。

【操作流程】

操作步骤	操作要点	考核要点
1. 素质及环境要求	(1) 服装整洁,仪表大方,语言恰当,态度和蔼 (2) 环境安静整洁,光线充足,适宜操作	与患者沟通耐心 环境适合操作
2. 评估与解释	(1) 洗手、戴口罩 (2) 核对患者信息、眼别 (3) 评估患者意识状态、合作程度、患眼情况,眼部有无分泌物,结膜有无瘢痕,有无手术创口等;有无角膜溃疡、穿孔等情况,有无晕血、晕针史,询问有无药物过敏史 (4) 解释球结膜下注射的目的,需配合的事项,取得患者配合	详细评估患者病情、过敏史、患眼情况等 患者可配合
3. 操作前准备	(1) 洗手 (2) 用物准备:治疗盘、注射药物、2 mL注射器、4～5号针头、皮肤消毒剂棉签、干棉签、表面麻醉滴眼液	操作用物齐全、可使用
4. 操作过程	(1) 再次核对:核对患者信息、药物及眼别 (2) 患者准备:根据患者实际情况协助采取坐位或仰卧位,头部固定,一般选择靠近穹窿部球结膜 (3) 表面麻醉:使用表面麻醉滴眼液2次,根据不同麻醉剂起效时间适时开始注射 (4) 指导注视:当注射部位为上方时,嘱患者固视鼻下方,当注射部位为下方时,嘱患者固视鼻上方 (5) 注射时:左手持干棉签分开上下眼睑,右手持针与睑缘平行,距离角膜缘5～6 mm,与眼球表面呈10°～15°平行刺入结膜,针头斜面需全部进入结膜,缓慢注入注药0.1～0.5 mL,使结膜呈现泡状隆起(图1-3-1结膜呈泡状隆起) (6) 注射完毕后,嘱患者勿揉按患眼,轻拉眼睑闭合眼睛 (7) 询问、观察患者球结膜下注射后有无局部药液渗漏和出血等不适,做好健康指导	开放式核对 体位合适 选择注射部位正确 麻醉药液作用时间充分 操作手法轻柔 注射方法正确 健康指导内容正确
5. 操作后	(1) 再次核对患者信息 (2) 整理用物,清理污物 (3) 洗手,记录	处理用物正确 记录无误

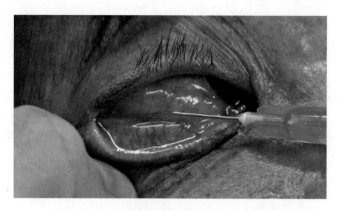

图 1-3-1　结膜呈泡状隆起（彩图见书末彩插）

【注意事项】

1. 注射前固定患者头部，眼球震颤无法固视的患者，可用固定镊固定眼球后再注射；对于不合作的患者，可用开睑器拉开眼睑后再注射。

2. 当眼部分泌物多时，应先按结膜囊冲洗法冲洗结膜囊后再注射。

3. 进针时应避开血管和直肌附着处，以免引起结膜出血和直肌损伤；针头应与角膜缘方向平行，嘱患者不转动眼球，以免划伤角膜。

4. 注射时，针尖斜面水平向上，确定针尖斜面完全进入结膜下方可推注药物。

5. 注射后如发现结膜充血，可局部压迫数分钟，必要时遵医嘱予以止血药物，一般于 1～2 d 后可吸收。

6. 球结膜下注射不宜使用刺激性强的药物，以免局部组织坏死。

7. 多次注射者，为防止瘢痕形成，应更换不同的注射部位。

8. 怀疑有结膜感染、明显出血倾向以及眼球穿通伤伤口未予缝合者，均不宜进行球结膜下注射。

【并发症的预防与处理措施】

1. 球结膜下出血

（1）预防：① 妥善固定患者头部，避免眼睛转动。② 操作前评估患者有无凝血机制障碍或使用活血类药物，注射时避开血管或充血较重的部位。③ 操作后嘱患者勿用力挤揉眼部。

（2）处理：① 如针尖刺破结膜血管，易形成斑片状结膜出血，界限清晰，可用干棉签蘸干血迹，按压局部 1～2 min。更换无血管部位继续注射，后用无菌纱布遮盖患眼。② 若出血较多，予以局部冷敷，遵医嘱使用止血药物。

2. 角膜损伤

（1）预防：① 妥善固定患者头部，避免眼睛转动。② 注射手法规范，针头与睑缘平行，距离角膜缘 5～6 mm，避免针头滑向角膜。

（2）处理：① 一旦发生,应立即通知医生,予以检查,确定角膜损伤程度。按医嘱局部使用促进角膜上皮生长药物,局部使用抗生素避免感染,并配合医生观察眼部情况。② 当损伤严重甚至发生穿孔时,遵医嘱予以手术治疗。

3. 球结膜瘢痕形成

（1）预防：① 避免同一部位反复注射,尽量少用刺激性药物。② 需连续治疗3次以上患者可将球结膜分为颞上、颞下、鼻上、鼻下四个象限,采用四象限轮流交替注射。

（2）处理：一旦发生,立即告知医生,更换注射部位或调整给药途径,避免局部刺激,加重瘢痕形成。

4. 药液渗漏

（1）预防：① 操作前评估患者是否有角膜溃疡,应与医生沟通,控制注射药量,避免因大剂量注射导致多余药液从角膜上皮流出。② 选择4～5号针头,避免由于针头大小不适造成药液渗漏。③ 对眼部外伤患者,应与医生再次确认给药途径,避开结膜出血和损伤部位,选择无出血和结膜完整的部位,必要时调整给药途径。

（2）处理：立即告知医生,按压注射点,配合观察眼部情况,遵医嘱予以局部用药。

（王方　聂雯瑾）

第四节 球旁注射技术

【操作目的】

1. 又称眼球周围筋膜注射技术,可以快速将药物作用于局部,使局部组织内达到较高的药物浓度,提高疗效及减轻术后反应。

2. 多次行结膜下注射瘢痕较多者、球结膜水肿、严重影响药物吸收者可采用此方法。

【操作流程】

操作步骤	操作要点	考核要点
1. 素质及环境要求	(1) 服装整洁,仪表大方,语言恰当,态度和蔼 (2) 环境安静整洁,光线充足,适宜操作	与患者沟通耐心 环境适合操作
2. 评估与解释	(1) 洗手、戴口罩 (2) 核对患者信息、眼别 (3) 评估患者意识状态、合作程度、患眼情况,有无角膜溃疡、穿孔等情况,询问有无药物过敏史 (4) 解释球旁注射的目的,需配合的事项,取得患者配合	详细评估患者病情、过敏史、患眼情况等 患者可配合
3. 操作前准备	(1) 洗手 (2) 用物准备:治疗盘、注射药液、2 mL注射器、短5号针头、皮肤消毒剂棉签、干棉签	操作用物齐全、可使用
4. 操作过程	(1) 再次核对:核对患者信息、药物及眼别 (2) 患者准备:根据患者实际情况协助采坐位或仰卧位,保持面部稳定水平位。嘱患者放松眼部,注射部位一般为下眼睑眶缘中外1/3处(图1-4-1球旁注射进针部位) (3) 消毒注射部位:用皮肤消毒剂棉签,消毒下眼睑至眶下缘下方的皮肤,消毒时嘱患者闭眼,消毒时不可触碰睑缘 (4) 注射方法:操作者左手食指(先消毒)或持干棉签压住进针处皮肤,右手持注射器,嘱患者眼球注视鼻上方,针头斜面向上紧贴眶缘,经皮肤进针刺入眶内,深度约1 cm,抽回血,缓慢注射,边注药边观察眼部反应,询问患者有无不适 (5) 注射完毕,用干棉签按压进针点,缓慢拔针,嘱患者按压进针点5 min (6) 询问、观察患者有无不适,做好健康指导	开放式核对 体位合适,注射部位正确 消毒范围符合要求,消毒液不可进入眼内 操作手法正确、轻柔 操作流程合理、流畅、全面 健康指导内容正确,充分为患者考虑
5. 操作后	(1) 再次核对患者信息 (2) 整理用物,清理污物 (3) 洗手,记录	处理用物正确 记录无误

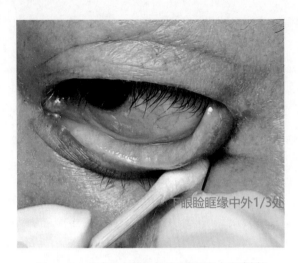

图1-4-1　球旁注射进针部位(彩图见书末彩插)

【注意事项】

1. 为缓解患者疼痛,可遵医嘱将少量局部麻醉药物如利多卡因,加入注射药物中。

2. 针头不宜过于锋利,以免刺入眼球,引起严重并发症。

3. 进针、注射、拔针时注意"三慢",进针过程中如有明显阻力,不得强行进针,以防刺伤眼球,稍稍拔出针头,略改变方向再进针。

4. 针头不应在眶内捣动,以免损伤血管和神经。

5. 进针深度不可超过1.5 cm,以防刺入颅内。

6. 操作中观察患者眼部情况,如有眼睑紧绷、眼球突出等球后出血症状,应立即拔针并行眼部加压包扎,必要时全身使用止血药。

【并发症的预防与处理措施】

1. 球后出血

(1)预防:① 进针速度要缓慢,方向勿过于偏向鼻侧,以免损伤血管。② 进针后先抽回血,无回血再推药。③ 进针后如遇阻力,不可强行进针,切忌针头在眶内来回穿刺,以免损伤血管和神经。

(2)处理:① 注射过程中若患者突然出现眼睑绷紧、眼球渐进性突出,伴有眼睑闭合不全,提示有球后出血,应立即停止注射,并迅速拔针,可遵医嘱冷敷并用纱布或绷带加压包扎患眼,必要时全身使用止血药。② 对眶内压升高者,遵医嘱给予高渗脱水剂快速静脉输注。③ 做好患者安抚、解释工作。

2. 眼睑皮下出血

(1)预防:① 注射前须做好心理护理,以取得患者的配合。② 操作前排除凝血系统异常者。③ 注射定位准确,进针后先抽回血,无回血再推药,进针退针缓慢,注射后用干棉签压迫针眼片刻。

（2）处理：① 如有眼睑皮下出血，先用棉球压迫眼睑皮肤，数日后可自行吸收。② 出血较多者给予冷敷或遵医嘱用药。

3. 眼球穿通伤

（1）预防：① 操作者要熟悉眼球解剖，掌握正确的注射部位。② 妥善固定头部，以防刺伤眼球。③ 进针时针头应垂直患者脸部平面，不可斜向眼球，针头斜面宜朝眼球方向，进针如遇较强的抵触感和阻力，切忌强行进针。④ 一次性注射针头较锋利，初学者不宜使用。

（2）处理：① 注射时患者主诉疼痛、视力下降或操作者有针头戳穿眼球的感觉时，必须立即停止注射并退出针头。② 立即通知医生积极采取眼局部加压包扎，必要时行手术治疗。

4. 黑矇

（1）预防：① 操作者要熟悉眼球解剖，掌握正确的注射部位。② 规范操作，进针时遇阻力，不可强行进针，避免针尖进入视神经鞘，注入药物后导致视神经水肿，视力骤降或由于压迫眼球过久引起视网膜中央动脉痉挛，导致一过性黑矇。

（2）处理：① 立即拔针，妥善安置患者休息，安慰解释。② 立即通知医生，予以吸氧，并遵医嘱用药。

5. 一过性复视

（1）预防：注射前应向患者解释，药物麻痹眼外肌或运动神经可导致注射后可能存在暂时不能双眼单视，而将一个物体看成两个的情况，属正常现象。

（2）处理：一般2小时后症状即可缓解，可遵医嘱给予单眼眼垫遮盖，并注意防止意外跌倒等风险。

6. 眼心反射

（1）预防：① 注射前须做好心理护理，适当分散患者注意力，缓解患者的紧张情绪，以取得患者的配合。② 操作技术熟练准确、动作轻柔，以减少对眼肌的牵拉及眼球的施压。③ 对迷走神经兴奋者，心率<50次/min者，应密切监测心率、血压变化。

（2）处理：① 备急救药品、器材，以防意外发生。② 一旦发生，立即停止操作，协助患者去枕平卧、松解衣领并安慰患者使其放松，做好患者和家属的心理护理。③ 严密观察患者呼吸、脉搏，予以吸氧，报告医生遵医嘱进行对症处理，并做好记录。

7. 结膜水肿

（1）预防：① 规范操作，防止进针过浅、进针位置不当等情况；② 做好操作前指导，避免患者配合欠佳，而致药物注入球结膜下。

（2）处理：一般无须处理，1～2 d后可自行吸收。

（田梓蓉　聂雯瑾）

第五节　球后注射技术

【操作目的】

1. 用于眼底病局部给药。
2. 眼内手术的睫状神经节阻滞麻醉。

【操作流程】

操作步骤	操 作 要 点	考 核 要 点
1. 素质及环境要求	(1) 服装整洁,仪表大方,语言恰当,态度和蔼 (2) 环境安静整洁,光线充足,适宜操作	与患者沟通耐心 环境适合操作
2. 评估与解释	(1) 洗手、戴口罩 (2) 核对患者信息、眼别 (3) 评估环境是否清洁 (4) 评估眼部情况,患者有无眶壁骨折史及高度近视史,眶壁骨折后解剖位置会发生改变,高度近视者眼轴增长易发生眼球壁穿通伤,有无禁忌证、过敏史,患者合作程度 (5) 解释眼球后注射用药的目的,需配合的事项,取得患者配合	详细评估患者病情、过敏史、患眼情况等 患者可配合
3. 操作前准备	(1) 洗手、戴口罩 (2) 用物准备:治疗盘、注射药液、球后专用2 mL注射器、皮肤消毒剂棉签、干棉签、无菌眼垫	操作用物齐全、可使用
4. 操作过程	(1) 再次核对:核对患者信息、药物及眼别 (2) 患者准备:根据患者实际情况协助采取仰卧位,保持面部水平位,告知患者注射时不可做低头或仰头的动作,防止误伤 (3) 消毒注射部位:用皮肤消毒剂棉签消毒下眼睑外侧眶缘皮肤,消毒范围:自下眼睑至眶缘,由内向外扇形消毒直径为3 cm,消毒时嘱患者闭眼,消毒时不可触碰睑缘 (4) 指导注视:嘱患者向内鼻上方注视,并保持不动 (5) 左手用干棉签在下眼睑眶缘中外1/3处向下轻压皮肤,右手持注射器垂直进针1 cm后,再向鼻根方向刺入2～2.5 cm,回抽无回血后,缓慢注入药液[图1-5-1球后注射手法(头后方位)] (6) 注射完毕,用干棉签压住进针处,拔出针头,注射点覆盖无菌眼垫并嘱患者用手掌轻压迫眼球5 min (7) 观察并健康指导:询问、观察患者球后注射后有无不适,告知患者药液在局部聚集可引起眼部肿胀,一般注射药液内含有麻药成分可出现短暂性复视和上睑下垂,稍作休息后以上症状会逐渐消失,不用担心	开放式核对 体位合适 消毒范围符合要求 消毒液未进入眼内 患者注视方法正确 穿刺点选择正确 进针深度正确,动作轻柔 回抽无回血 注入药物速度缓慢 操作流程合理、流畅、全面,健康指导内容正确
5. 操作后	(1) 再次核对患者信息 (2) 整理用物,清理污物 (3) 洗手,记录	处理用物正确 记录无误

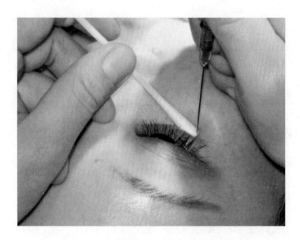

图1-5-1 球后注射手法（头后方位）

经允许引自《同仁眼科专科护理操作技术规范与评分标准》（刘淑贤主编）第75页

【注意事项】

1. 注射前应先协助患者固定好头部的位置，面部保持稳定水平位，做好解释工作，消除患者的恐惧心理，以取得合作。

2. 注射针头穿过眼睑再继续进针时应无阻力，不可用力过猛以免损伤血管和神经。

3. 注射后发生眼球突出，表明有球后出血应立即闭合眼睑、加压包扎1～2 h，并严密观察，嘱患者次日复诊。

4. 进针深度不可超过3.5 cm，以免伤及神经组织。

5. 极少发生眶内感染或视网膜中央动脉痉挛、栓塞，若发生应及时对症治疗。

6. 怀疑有眶内感染、眶内恶性肿瘤、明显出血倾向者、明显穿通伤伤口并未进行缝合者禁止进行球后注射。

【并发症的预防与处理措施】

1. 球后出血

（1）预防：① 操作者应熟练掌握此项操作技术，准确选择注射针头、注射部位及注射深度，勿给眼球施加压力，减少患者疼痛。② 注射过程中认真听取患者的主诉，抽吸如有回血，立即拔针停止注射，并向患者做好解释工作。

（2）处理：① 如发生球后出血，应立即取无菌眼垫遮盖患眼，双手叠加并用掌根部按压注射部位，减少出血。② 立即请医生检查眼底，并遵医嘱给予相应处理。

2. 皮下淤血

（1）预防：操作前要排除凝血系统异常者，进针退针要缓慢，注射后要用干棉签压迫针眼片刻。

（2）处理：一般发现后用干棉签压迫针眼片刻即可，告知患者一般淤血在2～3周内吸收，少数可能持续时间较长，但无不良影响，做好患者心理护理。

3. 眼心反射

（1）预防：① 操作前做好心理护理，以缓解患者的紧张情绪，以便取得患者的配合。② 注射技术操作熟练准确，动作轻稳。③ 注射刺激性强的药物时，可根据医嘱加入适量的1%利多卡因。④ 注射时，适当分散患者的注意力，以减轻紧张情绪。对迷走神经兴奋者，心率＜50次／分者，应密切监测心率、血压变化。

（2）处理：① 心率＜40次／分，出现心悸、胸闷等立即肌肉注射阿托品，氧气吸入，以缓解症状，同时报告医生，遵医嘱配合抢救，并做好记录。② 做好患者及家属的心理护理。

4. 眼球穿通伤

（1）预防：① 操作者必须熟练掌握眼球解剖生理及正确的注射部位。② 进针时针头应垂直患者脸部平面，过赤道部向眶尖方向推进时，用力不可过大，如遇到阻力切忌强行进针，以免因进针用力过猛、过重导致穿透眼球壁及眼球和眼血管神经等组织，从而发生严重的机械性损伤等并发症。

（2）处理：立即告知医生，并配合医生观察眼部情况，必要时协助医生准备手术。

（田梓蓉　张宛侠）

第六节　颞浅动脉旁皮下注射技术

【操作目的】

通过将药液注入颞浅动脉旁的自主神经末梢,反射性地调整大脑皮质的兴奋和抑制过程的动态平衡,改善自主神经系统功能,使微循环的舒缩功能恢复常态,改善组织营养。

【操作流程】

操作步骤	操作要点	考核要点
1. 素质及环境要求	(1) 服装整洁,仪表大方,语言恰当,态度和蔼 (2) 环境安静整洁,光线充足,适宜操作	与患者沟通耐心 环境适合操作
2. 评估与解释	(1) 洗手、戴口罩 (2) 核对患者信息、眼别 (3) 评估环境是否清洁,评估患者的视力情况,观察患者颞侧皮肤有无瘢痕、结节、水肿现象,评估患者有无禁忌证、药物过敏史及合作程度 (4) 解释颞浅动脉旁皮下注射的目的,需配合的事项,取得患者配合	详细评估患者病情、过敏史、患眼情况等 患者可配合
3. 操作前准备	(1) 洗手、戴口罩 (2) 用物准备:治疗盘、注射药液、2 mL无菌注射器、4号或4.5号针头、无菌眼垫、干棉签、无菌棉块、皮肤消毒剂棉签、胶布	操作用物齐全、可使用
4. 操作过程	(1) 再次核对:核对患者信息、药物及眼别 (2) 患者准备:根据患者实际情况协助采取仰卧位或坐位,头偏向非注射一侧 (3) 选择注射部位:选择患眼眉弓与下眶缘连线的交点处,直径范围2 cm为注射部位,用食指感觉颞浅动脉搏动,一定要避开颞浅动脉 (4) 消毒方法:用皮肤消毒剂棉签消毒注射部位皮肤,以注射点为中心由内向外环行消毒,消毒时嘱患者闭眼 (5) 注射方法:用干棉签定位进针点,以15°～30°进针(图1-6-1颞浅动脉旁皮下注射进针手法),回抽确认无回血后,右手缓慢推药,左手持干棉签在注射区域进行环形按摩 (6) 注射完毕,用干棉签压住进针处,拔出针头,在注射点覆盖无菌棉块 (7) 观察患者:询问、观察患者颞浅动脉旁皮下注射后有无不适 (8) 健康指导:嘱患者用手掌轻按压注射部位5～10 min,同时进行按摩,促进药液扩散与吸收	开放式核对 合适体位 选择部位正确 消毒方法正确 进针角度正确 回抽无回血 退药速度缓慢 操作流程合理、流畅,充分为患者考虑 健康指导正确
5. 操作后	(1) 再次核对患者信息 (2) 整理用物,清理污物 (3) 洗手,记录	处理用物正确 记录无误

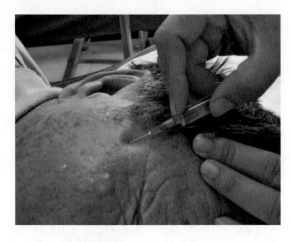

图1-6-1　颞浅动脉旁皮下注射进针手法

经允许引自《同仁眼科专科护理操作技术规范与评分标准》（刘淑贤主编）第77页

【注意事项】

1. 推药速度不可过快。

2. 颞浅动脉旁皮下注射临床上常用药物是复方樟柳碱,此药应避光保存,脑出血及眼出血急性期、有普鲁卡因过敏者应禁用,青光眼、心房颤动的患者慎用。少数患者注射后会有轻度口干,15～20分钟后会自行消失。

【并发症的预防与处理措施】

1. 注射部位肿胀

（1）预防:注射部位肿胀为药物积聚局部造成,属于正常现象。

（2）处理:可在操作中扇形按摩注射部位周围,帮助药物弥散吸收,也可自行吸收。

2. 皮下淤血

（1）预防:注射前询问患者有无长期使用抗凝药物,如有使用,注射完毕后,指导患者按压穿刺点5～10 min。

（2）处理:当静脉或动脉被刺穿时,注射局部会出现小血肿,应严格按无菌技术要求加压包扎24 h,待出血停止48 h后局部热敷,每天2次,促进淤血吸收。

3. 药物过敏

（1）预防:注射前询问普鲁卡因等药物过敏史,首次注射观察30 min。

（2）处理:发生过敏,及时通知医生,遵医嘱必要时进行抗过敏治疗。

4. 注射部位硬结

（1）预防:复方樟柳碱往往需要长期注射,容易引起硬结。

（2）处理:在硬结处局部按摩或热敷。

5. 注射区域皮肤麻木

（1）预防:与长期注射及药物中含有麻醉药物有关。

（2）处理:可给予热敷、针灸、按摩。

（田梓蓉　张宛侠）

第七节　眶上神经封闭技术

【操作目的】

将药液注射于眶上神经周围,阻滞神经冲动传导,从而达到止痛的目的。

【操作流程】

操作步骤	操作要点	考核要点
1. 素质及环境要求	(1) 服装整洁,仪表大方,语言恰当,态度和蔼 (2) 环境安静整洁,光线充当,适宜操作	与患者沟通耐心 环境适合操作
2. 评估与解释	(1) 洗手、戴口罩 (2) 核对患者信息、眼别 (3) 评估环境是否适合操作 (4) 评估患者的眼部情况及合作程度,观察眼眶周围有无皮肤破损、红肿、硬结,评估药物过敏史 (5) 解释眶上神经封闭的目的,需配合的事项,取得患者配合	详细评估患者病情、过敏史、患眼情况等 患者可配合
3. 操作前准备	(1) 洗手、戴口罩 (2) 用物准备:治疗盘、注射药液、2 mL注射器、4.5号针头、干棉签、皮肤消毒剂棉签、胶布	操作用物齐全、可使用
4. 操作过程	(1) 再次核对:核对患者信息、药物及眼别 (2) 患者准备:根据患者实际情况协助采取仰卧位 (3) 酒精消毒:操作者用皮肤消毒剂棉签消毒患眼眶缘皮肤 (4) 操作方法:以干棉签定位进针点(患眼鼻侧眶上缘切迹,可用手指触碰眉头内侧凹陷处,触及一条很细的滑动条索,按压有酸麻感为眶上神经),垂直进针1～1.5 cm,抽取无回血后缓慢推药(图1-7-1眶上神经封闭技术操作手法) (5) 拔出针后,嘱患者用手掌大鱼际处按压注射部位5 min (6) 询问、观察患者滴眼液后有无不适,做好健康指导	开放式核对 合适体位 皮肤消毒未入眼内 定位正确 进针手法和速度正确 推药缓慢 动作轻柔 按压方法正确 操作流程合理、流畅、全面,充分为患者考虑
5. 操作后	(1) 再次核对患者信息 (2) 整理用物,清理污物 (3) 洗手,记录	处理用物正确 记录无误

【注意事项】

1. 对于不能合作的婴幼儿,一定要教会家属约束患儿的方法,确保操作安全。

2. 皮肤消毒剂棉签不可过湿,防止皮肤消毒剂进入眼内引起不适。

3. 在眶上神经周围进针,避免刺伤神经。进针方向应平行眶上壁的骨性眼眶,不得过深,严防刺伤眼球或刺入眶后。

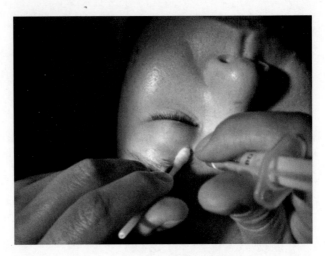

图 1-7-1　眶上神经封闭技术操作手法

经允许引自《同仁眼科专科护理操作技术规范与评分标准》(刘淑贤主编)第79页

4. 若刺中眶上神经,患者会有同侧眉弓、前额酸麻或烧灼样疼痛的短暂表现。

5. 进针时,切忌太快,防止损伤眼内组织。

【并发症的预防与处理措施】

同球旁注射。

（田梓蓉　张宛侠）

第八节　角膜刮片技术

【操作目的】

1. 通过刮取角膜溃疡组织或可疑角膜上皮组织进行镜检或培养,确定感染性角膜炎的病源种类。

2. 对刮取组织做药物过敏试验,选择敏感抗生素。

【操作流程】

操作步骤	操作要点	考核要点
1. 素质及环境要求	(1) 服装整洁,仪表大方,语言恰当,态度和蔼 (2) 环境安静整洁,光线充足,适宜操作	与患者沟通耐心 环境适合操作
2. 评估与解释	(1) 洗手、戴口罩 (2) 核对患者信息、眼别 (3) 评估患者意识状态、合作程度;评估患者病情、检查患眼情况;有无角膜穿孔、角结膜急性炎症等禁忌证;有无药物过敏史 (4) 解释操作目的和注意事项,取得患者配合	详细评估患者病情、晕厥史、过敏史、患眼情况等 患者可配合
3. 操作前准备	(1) 再次洗手 (2) 用物准备:治疗盘、表面麻醉剂、眼科刮刀、载玻片、抗生素眼药水、干棉签;按需准备:① 做霉菌涂片时需备固定液和盖玻片;② 做培养时备土豆泥(培养霉菌)培养管或牛肉汤(培养细菌)培养管、酒精棉球;③ 溃疡面小或眼裂小者,可备裂隙灯与开睑器	操作用物齐全、可使用
4. 操作过程	(1) 再次核对:核对患者信息、药物及眼别 (2) 患眼滴表面麻醉剂2次 (3) 患者准备:患者取坐位,头部固定;双眼注视固定方向,切勿转动眼球 (4) 用手指分开上下眼睑,着力于上下眶缘并固定,勿加压眼球 (5) 右手持刮刀或1 mL注射针头,以45°在溃疡面刮取病灶渗出物或坏死组织,涂于载玻片(图1-8-1 刮刀角度) (6) 若找霉菌,还需在载玻片上滴固定液(如5% KOH溶液),将刮取物与之调和,覆以盖玻片。如需做细菌或霉菌培养时,应将刮取下的分泌物正确放入培养管中 (7) 观察患者:仔细检查患者角膜有无穿孔,询问患者有无不适 (8) 患眼遵医嘱滴抗生素眼药水 (9) 健康指导:告知患者养成良好的用眼卫生习惯,勿揉眼,按医嘱用药	开放式核对 患者体位正确,头部固定 手指分开眼睑方法正确,眼球无压迫 操作手法正确、轻柔 无菌观念强,标本未污染 根据检查项目选取正确用物 观察仔细,角膜无穿孔 健康指导全面
5. 操作后	(1) 再次核对患者信息 (2) 整理用物,清理污物 (3) 标本送检 (4) 洗手,记录	核对方法正确 处理用物正确 标本及时送检 记录无误

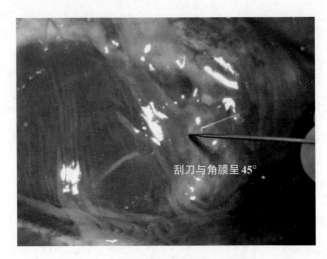

图 1-8-1　刮刀角度（彩图见书末彩插）

【注意事项】

1. 严格执行无菌操作，操作用具均消毒灭菌，预防感染。

2. 操作时动作精准轻柔，刮刀不要与角膜垂直，以免刺穿角膜。

3. 操作时嘱患者眼向上注视不动，切勿转动头部和眼球。分开眼睑时，勿加压眼球。

4. 一般用刀背刮取，如坏死物或渗出物少，难于刮取可用刀刃或 1 mL 注射器针头刮取，但一定要注意动作轻柔。

5. 取材时应刮取角膜溃疡边缘，不可用力刮取溃疡基底，以免引起角膜穿孔。刮片寻找霉菌时应刮取溃疡边缘坏死与正常组织交界的部分。

6. 采样标本时勿触及睫毛及睑缘皮肤，涂片不宜过厚，以免影响检验结果。

7. 取材后宜尽快送检，避免因搁置时间过长引起标本污染。

8. 操作完毕，嘱患者勿用手揉眼，以免引起角膜上皮擦伤。

9. 标本采集应在患者使用抗生素之前完成。

【并发症的预防与处理措施】

角膜穿孔

（1）预防：① 操作前充分评估了解溃疡的性质、部位、大小，如严重角膜溃疡有穿孔倾向者，应先与医生沟通联系。② 做好患者的解释工作，双眼固视一处。避免在操作时转动头部及眼球。③ 操作时动作轻柔，勿压迫眼球。④ 在角膜溃疡边缘刮取角膜坏死组织，涂在载玻片上，不要在病变组织的同一部位反复刮取。⑤ 操作时，刮刀不要与角膜垂直。

（2）处理：① 如操作中发生角膜穿孔，应立即停止操作、联系医生，按医嘱使用散瞳剂、佩戴软性角膜接触镜等处理。② 若角膜后弹力层膨出，遵医嘱进行患眼加压包扎，并配合使用降眼压药物。③ 做好患者安抚、解释工作。

（林晨珏　周琦）

第九节　浅层角膜异物剔除技术

【操作目的】

剔除角膜表层异物、预防感染或并发症的发生。

【操作流程】

操作步骤	操作要点	考核要点
1. 素质及环境要求	(1) 服装整洁,仪表大方,语言恰当,态度和蔼 (2) 环境安静整洁,光线充足,适宜操作	与患者沟通耐心 环境适合操作
2. 评估与解释	(1) 洗手、戴口罩 (2) 核对患者信息、眼别 (3) 评估患者意识状态、合作程度;评估患者病情、检查患眼情况、异物性质(图1-9-1角膜异物),有无药物过敏史 (4) 解释异物剔除术的目的,需配合的事项,签署知情同意书,取得患者配合	详细评估患者病情、晕针史、过敏史、患眼情况等 患者可配合
3. 操作前准备	(1) 再次洗手 (2) 用物准备:裂隙灯、治疗盘、角膜异物刀或1 mL空针、开睑器、干棉签、眼垫、胶布、表面麻醉滴眼液、抗生素眼药水及眼药膏	操作用物齐全、可使用
4. 操作过程	(1) 再次核对:核对患者信息、药物及眼别 (2) 患眼滴表面麻醉剂2次 (3) 患者准备:用手指或开睑器分开上下眼睑并固定;裂隙灯前取坐位,前额向前顶住前额横档,下颌部固定于颌架上;双眼注视固定方向,切勿转动眼球 (4) 打开裂隙灯,调节光源投射到嵌入异物的角膜上,固定光源 (5) 一手持异物刀或1 mL注射器,刀头或针尖呈15°角轻轻插入异物边缘由中心向外将异物剔除,尽可能一次剔尽,如果异物较深不能一次剔尽则不可强行剔除(图1-9-2角膜异物剔除方法) (6) 观察并包封患眼:裂隙灯下仔细检查异物是否剔尽,遵医嘱滴抗生素眼药水、涂抗生素眼膏包封患眼,询问患者有无不适 (7) 健康指导:告知患者24 h后复诊,勿揉眼,按医嘱用药	开放式核对 开睑器使用方法正确 调节方法正确 操作手法正确、轻柔 无菌观念强 注意保护角膜 观察仔细 健康指导内容全面
5. 操作后	(1) 再次核对患者信息 (2) 整理用物,清理污物 (3) 洗手,记录	处理用物正确 记录无误

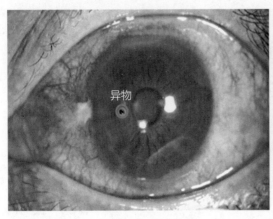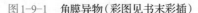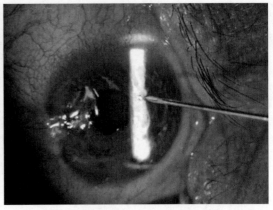

图1-9-1　角膜异物（彩图见书末彩插）　　　　图1-9-2　角膜异物剔除方法（彩图见书末彩插）

【注意事项】

1. 严格执行无菌操作，操作用具均消毒灭菌，预防感染。

2. 操作动作精准轻柔，异物刀应向角膜缘方向剔除，尽量不损伤周围的正常角膜。

3. 铁屑异物，若铁锈深不能一次剔净，不能强行剔除应分次进行，剔除较深异物时注意不穿透角膜。

4. 操作后嘱患者勿揉眼，次日一定要门诊随访，如出现眼痛等刺激征来院检查。

5. 患者需进行结膜囊冲洗及异物剔除术两项操作时，应先冲洗后异物剔除。

【并发症的预防与处理措施】

1. 角膜穿孔

（1）预防：① 向患者做好解释，告知患者固定头部，双眼注视固定方向，勿转动眼球的重要性，取得患者充分配合。② 注意操作精准轻柔，对于较深的异物或锈斑不可强行剔除。

（2）处理：① 立即请医生检查，根据医嘱做好相应处理，如局部用药并加压包扎。② 嘱患者遵医嘱按时复诊。

2. 感染：角膜溃疡、眼内炎

（1）预防：① 尽量减少对正常组织的损伤，操作要轻巧细致。② 手术当日纱布遮盖术眼24 h，术后2 h开始局部使用抗生素眼药水或眼药膏，嘱患者勿用手揉眼睛，污水勿入眼，次日务必来院复诊。③ 告知患者如出现眼部剧烈疼痛及刺激症状，立即来院就诊。

（2）处理：① 配合医生进行各项检查，遵医嘱全身或局部使用抗生素。② 必要时遵医嘱行玻璃体切割术及玻璃体腔注药术。③ 严格执行消毒隔离，操作用具均消毒灭菌。④ 倾听患者主诉，以便了解病情变化的动态信息，并及时告知医生。

3. 铁锈沉着症

（1）预防：① 铁锈等金属物质引起的角膜异物应剔除干净，包括锈环、锈斑，如一次不能剔除干净可分次剔除,并在病史上做好记录,防止残留的铁离子氧化引起毒性反应。② 角膜异物剔除术后第一天需复诊,检查有无残留的铁锈。③ 异物较深遵医嘱行手术。

（2）处理：① 报告医生,遵医嘱做好对症处理。② 向患者做好解释,做好心理护理。

（周琦　林晨珏）

第十节 软性角膜接触镜佩戴技术

【操作目的】

1. 用于缓解各种角膜病及角膜手术后引起的疼痛。
2. 保护角膜和促进角膜伤口的愈合。

【操作流程】

操作步骤	操 作 要 点	考 核 要 点
1. 素质及环境要求	(1) 服装整洁,仪表大方,语言恰当,态度和蔼 (2) 环境安静整洁,光线充足,适宜操作	与患者沟通耐心 环境适合操作
2. 评估与解释	(1) 洗手、戴口罩 (2) 核对患者信息、眼别 (3) 评估患者意识状态、合作程度;评估病情、有无禁忌证;有无药物过敏史 (4) 解释佩戴的目的,操作中需配合的事项,取得患者配合	详细评估患者病情、眼部情况、过敏史等 患者可配合
3. 操作前准备	(1) 再次洗手 (2) 用物准备:治疗盘、软性角膜接触镜片、眼科无齿镊、表面麻醉滴眼液、干棉签、开睑器(按需)	操作用物齐全、可使用
4. 操作过程	(1) 再次核对:核对患者信息、药物及眼别 (2) 患者准备:取坐位,头稍后仰并固定 (3) 患眼滴表面麻醉剂2次 (4) 左手分开患眼上下眼睑,着力于上下眶缘或用开睑器撑开上下眼睑 (5) 开启镜片盒,使用眼科无齿镊轻轻夹取镜片,置入眼球表面,让患者缓慢转动眼球使镜片平整、无气泡(图1-10-1软性角膜接触镜佩戴方法) (6) 观察:镜片是否平整无气泡,询问患者有无不适 (7) 健康指导:告知患者勿揉眼,按医嘱定期更换镜片及用药,镜片如有意外脱落不可自行戴入,以防感染	开放式核对 开睑器使用方法正确 镜片开启方法正确 佩戴方法正确、轻柔 无菌观念强,注意保护角膜 健康指导全面无遗漏
5. 操作后	(1) 再次核对患者信息 (2) 整理用物,清理污物 (3) 洗手,记录	处理用物正确 记录无误

【注意事项】

1. 操作前应告知患者佩戴软性角膜接触镜的目的和方法,取得患者的配合。

2. 睑缘炎、角结膜炎症、泪囊炎、麦粒肿患者禁忌佩戴软性角膜接触镜。

3. 操作过程如需借助开睑器,放置开睑器过程应动作轻柔,松开捏合端时应动作放缓,

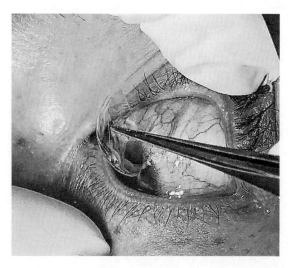

图1-10-1　软性角膜接触镜佩戴方法（彩图见书末彩插）

不宜过快，以免给患者带来不适或损伤。

4. 患者佩戴软性角膜接触镜后勿揉眼，如有不适及时就诊。

【并发症的预防与处理措施】

1. 感染性角膜炎

（1）预防：① 接触镜佩戴后一定要告知患者根据医嘱按时来院更换镜片，切忌佩戴时间过长引起感染。② 告知患者佩戴接触镜后一旦脱落不能自行戴入，应来院就诊。③ 注意用眼卫生，每次滴眼药水前洗手，污水勿入眼睛。④ 眼部有炎症患者暂不适合佩戴角膜接触镜。

（2）处理：① 立即取下接触镜，请医生检查，根据医嘱做好相应处理，必要时行刮片培养。② 根据刮片培养结果对症处理，全身或局部使用抗生素或抗病毒药物。

2. 过敏反应

（1）预防：遵医嘱选择合适的角膜接触镜进行佩戴。

（2）处理：接触镜保存液中的汞剂易引起迟发型过敏反应，表现为结膜充血、点状角膜上皮病变。一旦出现立即请医生检查，必要时取下镜片，遵医嘱使用抗过敏药物。

3. 软镜固着症

（1）预防：① 接触镜佩戴后一定要告知患者根据医嘱按时来院更换镜片，一次佩戴时间不得超过产品说明书上规定的使用期限。② 接触镜的取戴需至正规医院，一旦发现不适立即来院就诊。

（2）处理：① 立即通知医生检查眼部情况，遵医嘱使用镊子取下镜片，注意动作轻柔，并遵医嘱用药。② 做好患者安抚、解释工作。

（周琦　林晨珏）

第十一节 角结膜(眼部皮肤)拆线技术

【操作目的】

眼部手术后拆除缝线。

【操作流程】

操作步骤	操作要点	考核要点
1. 素质及环境要求	(1) 服装整洁,仪表大方,语言恰当,态度和蔼 (2) 环境安静整洁,光线充足,适宜操作	与患者沟通耐心 环境适合操作
2. 评估与解释	(1) 洗手、戴口罩 (2) 核对患者信息、眼别 (3) 评估患者意识状态、合作程度;评估患者病情、检查患眼情况(尤其切口愈合情况)、拆线日期;有无药物过敏史 (4) 解释操作目的和注意事项,取得患者配合	详细评估患者病情、患眼情况、拆线日期等 患者可配合
3. 操作前准备	(1) 再次洗手 (2) 用物准备:治疗盘、眼科剪刀、无齿镊、皮肤消毒剂棉签、干棉签、抗生素眼药水及眼膏、胶布;角结膜拆线还需备有裂隙灯与开睑器、表面麻醉剂	操作用物齐全、可使用
4. 操作过程	(1) 再次核对:核对患者信息、药物及眼别 (2) 角结膜拆线者,患眼滴表面麻醉剂2次 (3) 患者准备:患者取坐位,头部固定;双眼注视固定方向,切勿转动眼球 (4) 角结膜拆线者,用开睑器拉开眼睑,嘱患者双眼向相反方向注视并固定 (5) 间断缝线(图1-11-1角膜间断缝线):一手用小镊子夹住缝线残端轻向上提,另一手用剪刀剪断根部,将缝线拉出;连续缝线(图1-11-2皮肤连续缝线):从缝线中部剪断,分别轻提拉缝线的两根残端(图1-11-3拆线手法) (6) 操作过程中,若线头黏附于镊子与剪刀时,可用酒精棉球擦拭后,继续操作 (7) 观察患者:操作过程中,观察伤口有无出血、裂开、遗漏,询问患者有无不适 (8) 拆线完毕,遵医嘱滴抗生素眼药水,涂眼药膏,包封患眼(皮肤拆线除外) (9) 健康指导:告知患者养成良好的用眼卫生习惯,勿揉眼,按医嘱用药	开放式核对 患者体位正确,头部固定 开睑器使用方法正确 操作手法正确、轻柔 无菌观念强 根据不同的缝线方法选择正确的拆线方法 观察仔细、无遗漏 滴眼药水/涂眼药膏方法正确 健康指导内容全面
5. 操作后	(1) 再次核对患者信息 (2) 整理用物,清理污物 (3) 洗手,记录	处理用物准确 记录无误

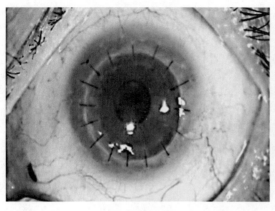

图1-11-1 角膜间断缝线(彩图见书末彩插)

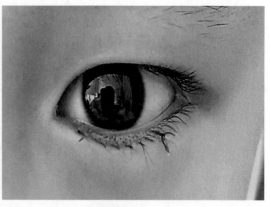

图1-11-2 皮肤连续缝线(彩图见书末彩插)

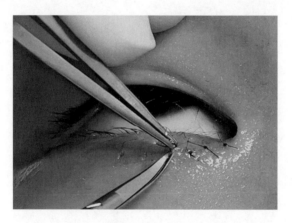

图1-11-3 拆线手法(彩图见书末彩插)

【注意事项】

1. 严格执行无菌操作,操作用具均消毒灭菌,预防感染。

2. 询问手术时间,并正确评估伤口愈合情况。一般为术后3～5 d拆线,伤口有张力及移植术等特殊原因为术后10～14 d拆线,需严格遵医嘱执行。

3. 拆线时动作轻柔,不可用力过猛,以免损伤结膜,拆线后仔细检查缝线是否完全拆除。

4. 操作后嘱患者勿揉眼,24 h内勿沾水,如出现眼痛等刺激征来院检查。

5. 角结膜拆线时嘱患者向拆线部位的反方向注视,以免误伤其他部位。

【并发症的预防与处理措施】

1. 角膜上皮损伤

(1)预防:① 做好患者的解释工作,双眼固视一处。避免在操作时转动头部及眼球。② 拆线时一手用镊子夹住缝线残端轻向上提,另一手用剪刀剪断根部,尽量避免对缝线旁正常上皮的造成损伤。③ 剪断的缝线用镊子轻轻提拉抽出,遇到阻力时,不可强行抽拉。

（2）处理：① 告知患者勿用手揉擦眼球。② 可按医嘱局部用药。

2. 感染：切口感染或眼内炎

（1）预防：① 尽量减少对正常组织的损伤，操作要轻巧细致。② 角结膜拆线后遮盖术眼 1～2 h，2 h 后可遵医嘱使用抗生素眼药水或眼药膏。③ 嘱患者勿用手揉眼，污水勿入伤口。④ 告知患者如出现眼部剧烈疼痛及刺激症状，立即来院就诊。

（2）处理：① 配合医生进行各项检查，遵医嘱全身或局部使用抗生素。② 眼内炎必要时遵医嘱行玻璃体切割术及玻璃体腔注药术。③ 严格执行消毒隔离，操作用具均消毒灭菌。④ 倾听患者主诉，以便了解病情变化的动态信息，并及时告知医生。

（林晨珏 周琦）

第十二节 结膜囊冲洗技术

【操作目的】

1. 清除结膜囊内的分泌物、异物,保持结膜囊清洁。
2. 眼化学伤后,清除及中和化学物质。
3. 眼部手术前清洁结膜囊。

【操作流程】

操作步骤	操 作 要 点	考 核 要 点
1. 素质及环境要求	(1) 服装整洁,仪表大方,语言恰当,态度和蔼 (2) 环境安静整洁,光线充足,适宜操作	与患者沟通耐心 环境适合操作
2. 评估与解释	(1) 洗手、戴口罩 (2) 核对患者信息、眼别 (3) 评估患者意识状态、合作程度;评估患者病情;检查患者结膜囊内有无分泌物、异物;检查患者有无眼球穿孔伤或角膜溃疡;如为化学伤患者冲洗前应询问化学物质名称、受伤原因、起始时间 (4) 解释操作目的,需配合的事项,取得患者配合	操作前仔细评估患者病情、眼部情况、有无禁忌证等 患者可配合
3. 操作前准备	(1) 再次洗手 (2) 用物准备:消毒受水器、生理盐水或遵医嘱选择其他冲洗液、干棉签、眼药水或眼药膏、消毒眼垫、胶布	操作用物齐全、可使用
4. 操作过程	(1) 再次核对:核对患者信息、药物及眼别 (2) 患者准备:患者取坐位或仰卧位,头偏向冲洗侧 (3) 用干棉签擦净眼部分泌物及眼膏 (4) 受水器紧贴于洗眼侧颊部,先用少量冲洗液冲洗眼睑和颊部皮肤,擦干眼睑;操作者左手分开患者上、下睑(用大量眼垫纱布垫于下眶缘处);右手持冲洗液冲洗,嘱患者眼球向各个方向转动(图1-12-1眼药水冲洗结膜囊手法),并将上睑翻转,充分暴露上结膜囊,使之均能冲洗到;如为化学伤者冲洗时应充分暴露上下穹窿部,反复多次大量冲洗,冲洗液不少于1 000 mL,冲洗时间不少于15 min,以防化学物质残留;如有大块异物不易冲去,可用干棉签拭去后再次冲洗 (5) 洗眼后用眼垫擦干眼睑及面部,观察冲洗后有否异物残留,根据需要遵医嘱使用滴眼液或眼膏,用消毒眼垫包眼 (6) 健康指导:嘱患者保持眼部清洁,勿用手揉擦双眼;指导患者遵医嘱滴眼药水或涂眼药膏	开放式核对 体位正确 冲洗液距眼部距离适合 未污染 冲洗位置及方法正确 上眼睑翻转方法正确 化学伤冲洗操作正确 健康指导正确
5. 操作后	(1) 再次核对患者信息 (2) 整理用物,清理污物 (3) 洗手,记录	处理用物正确 记录无误

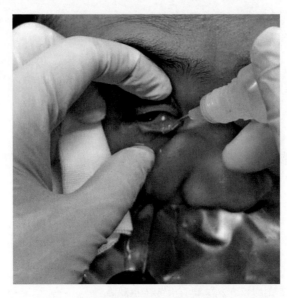

图 1-12-1 眼药水冲洗结膜囊手法（彩图见书末彩插）

【注意事项】

1. 眼球穿孔伤或角膜溃疡者禁忌冲洗。

2. 对疼痛较剧烈或较敏感而不能合作的患者，可遵医嘱滴表面麻醉剂后再行冲洗。

3. 因角膜十分敏感，冲洗液不可直接冲在角膜上，否则会引起患者反射性闭眼，影响冲洗效果，也可引起机械性角膜上皮损伤；冬天冲洗液适当加温，否则也可引起上述情况。

4. 冲洗时，冲洗液距眼部不宜过高或过低，应距眼 3～5 cm，不可接触眼部，以免污染。

5. 为化学伤患者冲洗时可适当抬高距眼部的距离，增加冲洗的压力和速度。

6. 为传染性眼病冲洗时，勿让冲洗液流向健眼，以防交叉感染。

【并发症的预防与处理措施】

1. 结膜充血

（1）预防：① 冬天冲洗液适当加温，避免刺激。② 评估患者有无冲洗液过敏史。③ 操作时动作轻柔。

（2）处理：① 检查患者结膜充血情况，如无异常感受，可以先保守观察。② 必要时遵医嘱用药。

2. 角膜损伤

（1）预防：① 冲洗时，冲洗液不可直接冲在角膜上。② 操作时动作轻柔。

（2）处理：① 小范围损伤可以先保守观察。② 必要时遵医嘱用药。

（王方 倪婷玉）

第十三节 结膜异物(结石)剔除技术

【操作目的】

1. 剔除结膜异物,预防感染的发生。
2. 适用于突出结膜表面引起异物感的结膜结石患者,避免由于结石引起的角膜擦伤。

【操作流程】

操作步骤	操 作 要 点	考 核 要 点
1. 素质及环境要求	(1) 服装整洁,仪表大方,语言恰当,态度和蔼 (2) 环境安静整洁,光线充足,适宜操作	与患者沟通耐心 环境适合操作
2. 评估与解释	(1) 洗手、戴口罩 (2) 核对患者信息、眼别 (3) 评估患者意识状态、合作程度;评估患者病情,检查患眼情况、结膜是否充血;结石部位、数量、大小、深浅;有无晕血、晕针史;有无药物过敏史 (4) 解释结石剔除术的目的和配合要点,签署知情同意书,取得患者配合	详细评估患者病情、晕针史、过敏史、患眼情况等 患者可配合
3. 操作前准备	(1) 再次洗手 (2) 用物准备:裂隙灯(按需)、治疗盘、1 mL空针、开睑器(按需)、干棉签、眼垫(按需)、胶布(按需)、表面麻醉滴眼液、抗生素眼药水	操作用物齐全、可使用
4. 操作过程	(1) 再次核对:核对患者信息、药物及眼别 (2) 患者准备:患者取坐位/卧位,头向后仰,眼部放松,患眼滴表面麻醉剂2～3次,用手指或开睑器分开上下眼睑并固定,打开光源投射到嵌入异物的结膜上;或患者裂隙灯前取坐位,前额向前顶住前额横档,下颌部固定于颌架上;双眼注视固定方向,切勿转动眼球,打开裂隙灯,调节光源投射到嵌入异物的结膜上,固定光源;嘱患者向异物(结石)所处位置的相反方向注视 (3) 一手持干棉签,翻转上或下睑,着力于上下睑缘,暴露睑结膜面;一手持1 mL注射器,针头斜面向上,背离角膜,顺着睑板腺方向,纵行剔除异物(结石)(图1-13-1上睑结膜结石剔除手法、图1-13-2下睑结膜结石剔除手法),如果结石多而成对时,剔除大而突出的,可不一性取净,以减少结膜损伤 (4) 如有出血,用湿棉签局部轻压片刻 (5) 观察有无残留异物,患眼遵医嘱滴抗生素眼药水,必要时加盖眼垫 (6) 健康指导:询问患者主诉,嘱2 h内不可揉眼,24 h后复查,遵医嘱用药	开放式核对 开睑器使用方法正确 光源调节方法正确 操作手法正确、轻柔,无菌观念强,注意保护结膜 观察仔细 健康指导全面

操作步骤	操作要点	考核要点
5. 操作后	（1）再次核对患者信息 （2）整理用物，清理污物 （3）洗手，记录	处理用物正确 记录无误

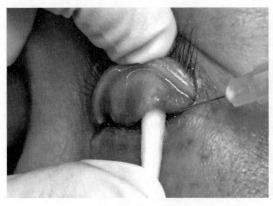 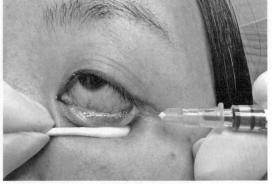

图1-13-1　上睑结膜结石剔除手法　　　　图1-13-2　下睑结膜结石剔除手法

【注意事项】

1. 多个异物浮在结膜表面，应先用硼酸眼药水或无菌生理盐水冲洗后再行剔除。

2. 取异物时针尖不可刺入过深，以免刺伤巩膜。

3. 球结膜异物和结膜结石剔除时，应避免损伤角膜和过多损伤结膜。

4. 结膜结石过多、过深时，可分次剔除，以减少眼部异物不适感，并可预防出现瘢痕，未突出于结膜面的结石不必处理。

5. 操作后嘱患者不用手揉眼，次日可门诊随访，如出现眼痛等刺激征来院检查。

【并发症的预防与处理措施】

1. 感染

（1）预防：① 尽量减少对正常组织的损伤，操作要轻巧细致。② 保持眼部清洁，勿用手揉眼睛，污水勿入眼。③ 遵医嘱局部使用抗生素眼药水或眼药膏。④ 告知患者如出现眼部剧烈疼痛及刺激症状，立即来院就诊。

（2）处理：① 配合医生进行各项检查，评估患者病情。② 必要时遵医嘱全身或局部使用抗生素。

2. 角膜损伤

（1）预防：① 操作要轻巧细致。② 操作方法正确，针头斜面向上，背离角膜。

（2）处理：① 配合医生检查，小范围损伤可以先保守观察。② 必要时遵医嘱用药。

（周琦　倪婷玉）

第十四节　睑结膜伪膜去除技术

【操作目的】

治疗结膜炎,清除结膜面的伪膜,以利于药物的吸收。

【操作流程】

操作步骤	操作要点	考核要点
1. 素质及环境要求	(1) 服装整洁,仪表大方,语言恰当,态度和蔼 (2) 环境安静整洁,光线充足,适宜操作	与患者沟通耐心 环境适合操作
2. 评估与解释	(1) 洗手、戴口罩 (2) 核对患者信息、眼别 (3) 评估患者意识状态、合作程度、患眼情况,如伪膜附着的部位、厚薄 (4) 解释去除伪膜操作的目的及需配合的事项,取得患者配合	开放式核对 仔细评估患者病情及患眼情况等 患者可配合
3. 操作前准备	(1) 再次洗手,戴一次性手套 (2) 用物准备:治疗盘、干棉签、干棉球、一次性手套、冲洗液(如3%硼酸眼药水)、表面麻醉滴眼液、抗生素眼药水	操作用物齐全、可使用
4. 操作过程	(1) 再次核对:核对患者信息、药物及眼别 (2) 患者准备:协助患者取坐位,头部固定 (3) 戴一次性手套,患眼滴表面麻醉滴眼液2次 (4) 左手翻开患眼上下眼睑(图1-14-1 翻开眼睑手法) (5) 用干棉签轻轻拭除眼睑表面的伪膜(图1-14-2擦伪膜手法) (6) 伪膜擦净后,头偏向患侧,用冲洗液(如3%硼酸眼药水)冲洗患眼,用干棉球擦净患眼分泌物及面部水迹 (7) 遵医嘱滴抗生素眼药水,脱手套 (8) 操作中,听取患者主诉,观察有无不适 (9) 健康指导:告知患者2 h内勿揉眼,注意用眼卫生,避免交叉感染,遵医嘱用药	开放式核对 合适体位 翻眼睑手法正确、轻柔 无残留伪膜 无交叉感染 健康指导全面
5. 操作后	(1) 再次核对患者信息 (2) 整理用物,清理污物 (3) 洗手,记录	用物处理正确 记录无误

【注意事项】

1. 传染性结膜炎可造成流行性感染,因此必须做好预防。结膜炎多为接触传染,因此操作前操作者应戴一次性手套;去除伪膜后对患眼进行冲洗时头应偏向患侧,以免冲洗液流入健眼造成感染。

2. 操作前与患者充分沟通,取得配合,操作时动作轻柔,避免引起患者疼痛不适。

3. 去除伪膜时会对睑结膜产生一定的损伤,可能会出现睑结膜流血、眼部红肿,皆为正

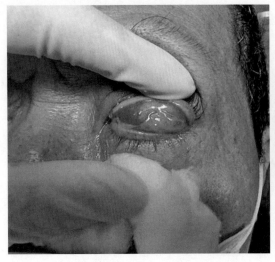

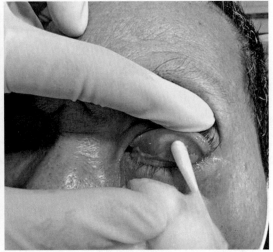

图 1-14-1　翻开眼睑手法(彩图见书末彩插)　　　　图 1-14-2　擦伪膜手法(彩图见书末彩插)

常现象,做好健康指导,避免患者及家属紧张。

4. 操作中,伪膜应彻底擦净。

5. 切勿包盖患眼,以免眼部分泌物排出不畅,加剧炎症。

6. 指导患者日常做好眼部分泌物的及时清洁擦拭,保持眼部清洁卫生,避免复发。

【并发症的预防与处理措施】

1. 出血

(1)预防:① 操作前向患者做好解释工作。② 操作时动作轻柔。

(2)处理:① 干棉球压迫局部至不出血。② 操作后用冲洗液冲净眼内血性分泌物。

2. 交叉感染

(1)预防:① 患眼冲洗时,头偏向患侧,以免冲洗液流入健眼,引起交叉感染。② 医务人员接触患者后及时洗手、消毒。③ 患者的用具、物品专人专用,接触过患眼分泌物的仪器、用具等及时消毒,用过的敷料及时装入专用医疗垃圾袋。

(2)处理:① 用冲洗液冲洗健眼。② 告知医生,遵医嘱健眼预防性予以抗生素、眼药水。

3. 角膜上皮损伤

(1)预防:① 操作时动作轻柔。② 告知患者操作后勿揉眼。

(2)处理:① 嘱患者如有视力下降、眼痛剧烈,立即就诊。② 通知医生,根据角膜上皮损伤程度,遵医嘱使用修复角膜上皮的药物。

(周琦　李韵)

第十五节　结膜囊培养技术

【操作目的】

培养结膜囊内的病原菌,辅助临床鉴别菌族,明确诊断、指导治疗。

【操作流程】

操作步骤	操作要点	考核要点
1. 素质及环境要求	(1) 服装整洁,仪表大方,语言恰当,态度和蔼 (2) 环境安静整洁,光线充足,适宜操作	与患者沟通耐心 环境适合操作
2. 评估与解释	(1) 洗手、戴口罩 (2) 核对患者信息、眼别 (3) 评估患者病情、意识状态、合作程度 (4) 评估患者眼部用药情况、是否洗脸、意识状态、合作程度 (5) 解释操作目的及配合要点,取得患者配合	详细评估患者病情、患眼用药情况等 患者可配合
3. 操作前准备	(1) 再次洗手 (2) 用物准备:治疗盘、无菌棉拭子培养管、开睑器(按需)、干棉签、酒精棉球、生理盐水 (3) 无菌棉拭子培养管上注明姓名、性别、年龄、眼别	操作用物齐全、可使用
4. 操作过程	(1) 再次核对:姓名、性别、年龄、眼别 (2) 患者取坐位,头部固定 (3) 用沾有生理盐水的棉签,拭去浮在眼睑表面的分泌物 (4) 用酒精棉球消毒无菌棉拭子培养管的塞子与试管口连接处,打开无菌棉拭子的塞子 (5) 一手将患眼下睑向下牵拉,充分暴露并固定下睑穹隆,嘱患者患眼往上方注视,勿转动眼球;用无菌棉拭子在结膜囊内,自一端向另一端旋转360°并水平方向往返两次涂拭穹隆结膜,采取结膜囊组织表面的分泌物或坏死组织(图1-15-1结膜囊培养手法) (6) 将采有分泌物的棉拭子小心地放入培养管内 (7) 操作中,听取患者主诉,观察有无不适	开放式核对 合适体位 操作手法正确、轻柔 采样方法正确,无污染,未触及睑缘和睫毛 无菌观念强,未污染管口
5. 操作后	(1) 再次核对患者信息 (2) 整理用物,清理污物 (3) 标本送检 (4) 洗手,记录	用物正确处理 标本送检及时 记录无误

【注意事项】

1. 取标本时间必须在清晨未洗脸前及未滴抗生素眼药水前进行。

2. 操作时嘱患者眼睛注视上方,以免棉拭子擦拭结膜囊时损伤角膜。

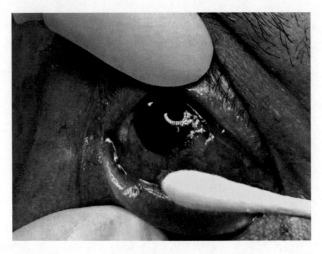

图1-15-1　结膜囊培养手法（彩图见书末彩插）

3. 操作时棉拭子不能触及睑缘和睫毛，以防污染。

4. 棉拭子放入培养管内时勿触及管口。

5. 取标本后立即送检，以免影响检验结果。

【并发症的预防与处理措施】

角膜上皮损伤

（1）预防：① 操作过程中嘱患者保持向上注视，不转动眼球。② 操作时动作轻柔，避免损伤角膜上皮。

（2）处理：① 嘱患者如有视力下降、眼痛剧烈，立即就诊。② 通知医生，根据损伤程度，遵医嘱使用修复角膜上皮的药物。

（周琦　李韵）

第十六节　泪道冲洗技术

【操作目的】

1. 检查泪道是否通畅,确定阻塞部位,为泪道疾病诊疗提供依据。
2. 清除泪道分泌物,评估泪道手术效果。
3. 内眼手术前的泪道清洁,预防术后感染。

【操作流程】

操作步骤	操作要点	考核要点
1. 素质及环境要求	(1) 服装整洁,仪表大方,语言恰当,态度和蔼 (2) 环境安静整洁,光线充足,适宜操作	与患者沟通耐心 环境适合操作
2. 评估与核对	(1) 核对患者信息、眼别 (2) 评估患者意识状态、合作程度,患眼有无分泌物、有无溢泪、结膜有无充血、泪囊区有无红肿、泪点是否完整及有无狭小,有无禁忌证,询问药物过敏史 (3) 解释泪道冲洗的目的和操作过程,取得患者配合	详细评估患者病情、患眼情况等 患者可配合
3. 操作前准备	(1) 洗手、戴口罩 (2) 用物准备:治疗盘、表面麻醉剂(按需)、注射器、泪道冲洗专用针头、泪点扩张器(按需)、干棉签、生理盐水	操作用物齐全、可使用 冲洗装置连接紧密,冲洗针头无毛糙、变形
4. 操作过程	(1) 核对解释,患者取坐位/仰卧位 (2) 轻轻按压泪囊部,去除分泌物 (3) 配合不佳者,遵医嘱滴表面麻醉滴眼液 (4) 泪小点狭窄患者,则先扩张泪小点 (5) 患者向反方向注视,充分暴露上/下泪小点 (6) 冲洗针头垂直进入下/上泪小点,深度 1.5～2 mm(图1-16-1针头垂直进入泪小点),进针受阻时,不应暴力推进,回退少许后再行冲洗 (7) 无溢泪史者,针头顺泪小管水平转向内眦方向(图1-16-2针头水平转向内眦方向),缓慢进针 3～5 mm 后冲洗 (8) 有溢泪史者,针头水平转向后(朝内眦部位顺泪小管方向)缓慢进针 5～6 mm,针尖触碰鼻骨壁后回退 1～2 mm 后冲洗 (9) 询问患者是否感觉冲洗液进入咽部,观察冲洗液是否由注射点反流;观察患者意识状态、心率、呼吸,嘱患者如有局部胀痛感等不适及时告知护士	根据患者配合程度及泪小点情况,给予正确处置 根据患者情况进针深度、手法正确 操作中关心患者情况 健康指导正确
5. 操作后	(1) 再次核对患者信息 (2) 整理用物,清理污物 (3) 洗手,记录	处理用物准确 记录无误

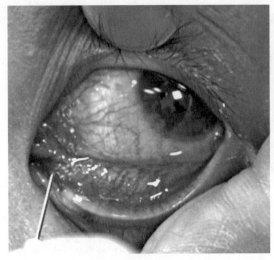 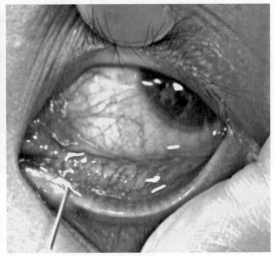

图1-16-1　针头垂直进入泪小点（彩图见书末彩插）　　图1-16-2　针头水平转向内眦方向（彩图见书末彩插）

【注意事项】

1. 急性结膜炎、急性泪囊炎、慢性泪囊炎急性发作期、眼球穿通伤等禁止冲洗泪道。

2. 冲洗装置应一人一次一套。

3. 操作动作轻柔、准确，进针遇到阻力时不可暴力推进，以防损伤泪道。

4. 冲洗时注意针头勿顶住泪小管内侧壁，避免推入液体时不易流出而误认为泪道阻塞。

5. 推注冲洗液时，如出现皮下肿胀，说明针头误入皮下，应立即停止冲洗，并遵医嘱予以抗生素治疗防止发生蜂窝织炎。

6. 操作过程中应注意观察患者情况，是否出现脸色苍白、出冷汗、晕厥等。

7. 短时间内避免反复行泪道冲洗，防止引起黏膜损伤或粘连，导致或加重泪小管堵塞。

【并发症的预防与处理措施】

1. 皮下血肿

（1）预防：① 注入冲洗液前，应确保针头在泪小管内。② 推注时，如遇阻力，应如遇阻力可回退少许再行冲洗，忌强行进入。

（2）处理：① 注入冲洗液后，若出现皮下肿胀，应立即停止冲洗。② 通知医生，给予患者局部点眼药水。③ 嘱患者注意观察水肿情况，如有不适及时就诊。

2. 角、结膜损伤

（1）预防：① 操作前评估患者配合程度，做好解释工作。② 操作过程中动作应轻柔、准确。

（2）处理：① 针头触碰角膜后，应立即停止冲洗。② 通知医生，遵医嘱予以修复角膜上皮细胞的药物。③ 嘱患者如有眼部不适及时就诊。

3. 假道形成

（1）预防：① 遇到患者患眼泪点狭窄或闭锁的情况，操作者不可强行扩张或探通。对泪小点膜闭或泪小管堵塞者，应从上泪点进行冲洗。② 冲洗时不可用力过度，并注意倾听患者主诉，避免在原有假道内造成水肿积液。

（2）处理：① 立即停止冲洗。② 嘱患者按医嘱局部用药，或局部热敷 1 ～ 2 d 肿胀可逐渐减轻。

（陈惠芳）

第十七节　泪道探通技术、泪道X线造影剂注射技术

一、泪道探通技术

【操作目的】

通过人为手段使堵塞的泪道通畅。

【操作流程】

操作步骤	操作要点	考核要点
1. 素质及环境要求	(1) 服装整洁,仪表大方,语言恰当,态度和蔼 (2) 环境安静整洁,光线充足,适宜操作	与患者沟通耐心 环境适合操作
2. 评估与解释	(1) 洗手、戴口罩 (2) 核对患者信息、眼别 (3) 评估患者的眼部情况及合作程度,观察眼部有无分泌物 (4) 解释泪道探通的目的,需配合的事项,取得患者配合	详细评估患者病情、过敏史、患眼情况等 患者可配合
3. 操作前准备	(1) 再次洗手 (2) 用物准备:泪道冲洗专用椅、治疗盘、泪点扩张器、泪道冲洗针、探针、干棉签、表面麻醉剂、生理盐水	操作用物齐全、可使用
4. 操作过程	(1) 再次核对:核对患者信息、药物及眼别 (2) 患者准备:根据患者实际情况协助采取仰卧位或半坐位 (3) 挤压排脓:操作者用干棉签挤压泪囊区,排除泪囊积液、脓液 (4) 滴眼药水:滴表面麻醉剂于泪点处 (5) 操作方法:患者头部固定向上注视。操作者右手持冲洗针,左手持干棉签拉开眼睑,暴露下泪点,患者取坐位,取合适的探针自下泪点进针,伸入后水平转向鼻侧,进入泪小管内,在到达鼻侧泪骨壁时,略后退1～2 mm,以探针头端为支点迅速竖起转90°直角,向下并稍向后外方顺鼻泪管缓缓插入 (6) 注入生理盐水进行冲洗,如探通成功则冲洗通畅,若因狭窄需扩张,应留置20 min后拔出 (7) 观察并健康指导:询问、观察患者滴眼液后有无不适,做好健康指导	开放式核对 合适体位 操作手法正确、轻柔 眼药水瓶头部勿触及眼部 操作方法正确、动作轻柔 操作流程合理、流畅、全面
5. 操作后	(1) 再次核对患者信息 (2) 整理用物,清理污物 (3) 洗手,记录	处理用物准确 记录无误

【注意事项】

1. 探针进入泪道后遇到阻力时,切不可猛力强行推进,以防假道形成。

2. 探通后冲洗泪道时如果眼睑及面颊部有隆起,则有假道形成,应停止冲洗,及时给予抗感染治疗。

3. 对于不能合作的婴幼儿,一定要教会患者家属约束患儿的方法,确保操作安全。

4. 探针选择应由细到粗。

5. 操作中注意倾听患者有无不适主诉。操作过程动作应轻柔,避免损伤泪道黏膜。

【并发症的预防与处理措施】

1. 出血

(1)预防:① 熟悉鼻泪管的解剖位置,选择合适的探针。② 探通结束后可嘱患者按压泪点处 5 ~ 10 min。

(2)处理:出血严重者,遵医嘱对症处理。

2. 感染

(1)预防:① 操作者应严格执行无菌操作技术,所有探通物品应严格灭菌,操作时动作轻柔,防止泪道黏膜损伤。② 探通前尽量冲洗干净泪囊内的黏液或脓性分泌物。

(2)处理:一旦发生感染应严密观察生命体征,并遵医嘱应用抗感染药物。

3. 假道形成

(1)预防:① 操作者熟练掌握此项操作技术及注意事项,探通过程中严格按照解剖位置进行操作。② 认真观察探通的情况,如发现探针位置不正确应立即拔出探针。③ 探通时遇阻力不可强行进针。④ 探通后进行冲洗时应缓慢推注冲洗液,观察有无假道发生。

(2)处理:一旦假道形成应停止冲洗,待假道愈合后再做泪道冲洗或再次行泪道探通。

二、泪道X线造影剂注射技术

【操作目的】

为泪道X线造影检查注射造影剂,以了解泪道解剖形态、泪囊大小、泪道阻塞部位,为手术方式提供准确依据。

【操作流程】

操作步骤	操作要点	考核要点
1. 素质及环境要求	(1)服装整洁,仪表大方,语言恰当,态度和蔼 (2)环境安静整洁,光线充足,适宜操作	与患者沟通耐心 环境适合操作

操作步骤	操作要点	考核要点
2. 评估与解释	(1) 洗手、戴口罩 (2) 核对患者信息、眼别 (3) 评估环境是否适合操作 (4) 评估患者的眼部情况及合作程度。观察眼部有无分泌物，结膜是否充血 (5) 解释泪道X线造影技术的目的，需配合的事项，取得患者配合	详细评估患者病情、过敏史、患眼情况等 患者可配合
3. 操作前准备	(1) 再次洗手 (2) 用物准备：泪道冲洗专用椅、治疗盘、表面麻醉剂、泪道冲洗注射器、泪点扩张器、干棉签、造影剂	操作用物齐全、可使用
4. 操作过程	(1) 再次核对：核对患者信息、药物及眼别 (2) 患者准备：根据患者实际情况协助采取仰卧位或坐位 (3) 挤压排脓：操作者用干棉签挤压泪囊区，排除泪囊积液、脓液 (4) 滴眼药水及泪道冲洗：滴表面麻醉剂2次于泪点处，将下睑近内眦部轻轻向下牵拉，暴露下泪小点，进行泪道冲洗 (5) 操作方法：按泪道冲洗法，由下泪点注入造影剂0.3～0.5 mL。注入后立即做X线摄片 (6) 观察并健康指导：询问、观察患者泪道X线造影技术后有无不适。做好健康指导，告知受检者30 min内切勿揉眼，防止损伤角膜	开放式核对 合适体位 操作手法正确、轻柔 眼药水瓶头部勿触及眼部，泪道冲洗方法正确 操作方法正确、动作轻柔 操作流程合理、流畅、全面，具有良好的服务意识，充分为患者考虑
5. 操作后	(1) 再次核对患者信息 (2) 整理用物，清理污物 (3) 洗手，记录	处理用物准确 记录无误

【注意事项】

1. 注入造影剂前应充分冲洗泪道并挤压泪囊部，将泪囊内容物完全排出，使造影剂能充分附着于泪道内，保证显影效果。

2. 避免造影剂在外加压的情况下注入，以免泪小管显影不佳，不能真实反映生理状况。

3. 应避免造影剂从泪小点溢出，以免影响摄片效果。

4. 对于不能合作的婴幼儿，一定要教会患者家属约束患儿的方法，确保操作安全。

【并发症的预防与处理措施】

1. 疼痛

(1) 预防：① 护士应热情对待患者，以增强其信任感，并耐心解释的目的、意义及操作方法以及配合的注意事项，消除患者的疑虑及紧张、恐惧心理，使其积极配合治疗。② 提高护士操作技能，尽量减少患者机械性疼痛。

(2) 处理：① 停止操作，观察操作部位有无出血、肿胀等异常情况，如无上述情况泪小点处可增加使用表面麻醉剂。② 及时做好解释沟通并安慰患者，解除其思想顾虑，使其积极配合治疗护理。

2. 假道形成

（1）预防：① 操作前做好解释工作，取得患者的配合，叮嘱患者冲洗时不要转动眼球，特别是患儿应妥善固定好头部。② 操作时遇阻力不要强行进针，以免损伤泪道黏膜组织，形成假道。

（2）处理：多泪道冲洗时如果眼睑及面颊随之隆起，则有假道形成，应停止，及时给予抗感染治疗。

3. 造影剂过敏

（1）预防：操作之前应充分了解患者过敏史，及时发现减少不良反应发生。

（2）处理：立即停止操作，通知医生，遵医嘱及时进行抗过敏对症治疗。

（田梓蓉　张宛侠）

第十八节　泪液分泌试验

【操作目的】

了解泪液分泌情况,为干眼症的诊断提供依据。

【操作流程】

操作步骤	操 作 要 点	考 核 要 点
1. 素质及环境要求	(1) 服装整洁,仪表大方,语言恰当,态度和蔼 (2) 环境安静整洁,光线充足,适宜操作	与患者沟通耐心 环境适合操作
2. 评估与解释	(1) 洗手、戴口罩 (2) 核对患者信息、眼别 (3) 评估患者意识状态、合作程度;评估患者病情、检查眼部情况;有无禁忌证 (4) 解释操作目的,需配合的事项,取得患者配合	详细评估患者病情、检查眼部情况 患者可配合
3. 操作前准备	(1) 再次洗手 (2) 用物准备:治疗盘、干棉球、计时器、泪液分泌试纸 (3) 环境准备:操作环境适宜,避免在出风口,影响试验结果	操作用物齐全、可使用
4. 操作过程	(1) 再次核对:核对患者信息及眼别 (2) 患者准备:患者取坐位,头部固定,眼部放松,根据医嘱选择是否滴表面麻醉药 (3) 擦净双眼分泌物或泪液;将泪液试纸在折叠线处进行折叠(图1-18-1泪液试纸折叠) (4) 嘱患者双眼注视上方,将泪液试纸正确放入下结膜囊外1/3处(图1-18-2泪液试纸放置),嘱患者轻闭双眼,听取患者主诉,观察泪液试纸浸湿情况,5 min后取出试纸 (5) 判断结果:试纸浸湿长度低于10 mm为泪液分泌减少,低于5 mm为干眼。老年人低于10 mm且无症状者,可能为正常。如果试验不到5 min试纸全被浸湿,应以分钟为单位记录下浸湿时间 (6) 健康指导:嘱患者勿揉眼睛	开放式核对 操作时手未触及患者眼睛 试纸放置准确 结果判断正确
5. 操作后	(1) 再次核对患者信息 (2) 整理用物,清理污物 (3) 洗手,记录	处理用物准确 记录无误

【注意事项】

1. 当日佩戴隐形眼镜者不可做,眼内急性炎症、眼表损伤、角结膜溃疡的患者不可做。

2. 放置试纸前擦干外溢泪液、不要滴任何眼药,防止影响结果。

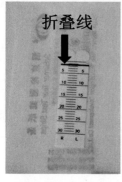
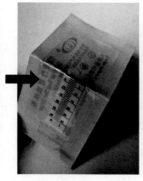
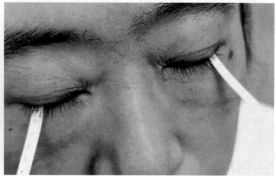

图1-18-1　泪液试纸折叠　　　　　　　　图1-18-2　泪液试纸放置

3. 折叠泪液试纸时注意不要污染试纸头端，预防感染。

4. 放置试纸时，动作要轻柔，以免因动作粗暴引起患者反射性泪液分泌而影响试验结果或损伤球结膜等组织。

5. 根据医嘱选择Schirmer Ⅰ试验或Schirmer Ⅱ试验。其中Schirmer Ⅱ试验需在滴表面麻醉5 min后进行测试。

【并发症的预防与处理措施】

结膜囊异物

（1）预防：① 操作者取出泪液测试纸时应充分暴露下眼睑。② 嘱患者眼部放松，取出试纸时勿闭眼。③ 操作者动作轻柔。

（2）处理：充分暴露下眼睑，用镊子将泪液测试纸末端轻轻夹出。

（王方　倪婷玉）

第十九节　可降解泪栓植入技术

【操作目的】

植入可降解泪栓可暂时地减少泪液引流,对中、重度干眼治疗有一定帮助。

【操作流程】

操作步骤	操作要点	考核要点
1. 素质及环境要求	(1) 服装整洁,仪表大方,语言恰当,态度和蔼 (2) 环境安静整洁,光线充足,适宜操作	与患者沟通耐心 环境适合操作
2. 评估与解释	(1) 洗手、戴口罩 (2) 核对患者信息、眼别 (3) 评估患者意识状态、合作程度 (4) 检查眼部情况,有无禁忌证 (5) 解释操作目的及需配合的事项,取得患者配合	评估内容正确 禁忌证判断正确 患者可配合
3. 操作前准备	(1) 再次洗手 (2) 用物准备:治疗盘、泪道扩张器、泪道冲洗针、干棉球、泪栓、泪栓植入镊、抗生素眼药水	操作用物齐全、可使用
4. 操作过程	(1) 再次核对:核对患者信息、药物及眼别 (2) 患者取坐位,头稍后仰并固定 (3) 患眼行泪道冲洗并滴抗生素眼药水 (4) 根据需要使用泪点扩张器扩张泪点 (5) 根据患者泪点情况选取大小合适的泪栓 (6) 核对泪栓有效期,正确开启 (7) 正确使用泪栓植入镊植入泪栓[图1-19-1泪栓植入方法(a、b、c、d)] (8) 用泪道冲洗针将置入的泪栓推入1～2 mm (9) 再次滴入抗生素眼液,拭去外溢药液及泪液 (10) 正确记录泪栓植入型号并签名 (11) 健康指导:嘱患者不可揉眼;若有明显异物感需就诊	开放式核对 合适体位 泪道冲洗方法正确 选择合适泪栓型号正确 无菌观念强 泪栓正确植入泪道内,未掉落及遗失 健康指导内容全面
5. 操作后	(1) 再次核对患者信息 (2) 整理用物,清理污物 (3) 洗手,记录	处理用物准确 记录无误

【注意事项】

1. 眼部有急性炎症、泪小管堵塞、急性泪囊炎者禁止操作。

2. 准确判断泪点大小选取合适的型号,避免浪费。

3. 注意无菌操作,避免污染泪栓及使用器械,防止感染发生。

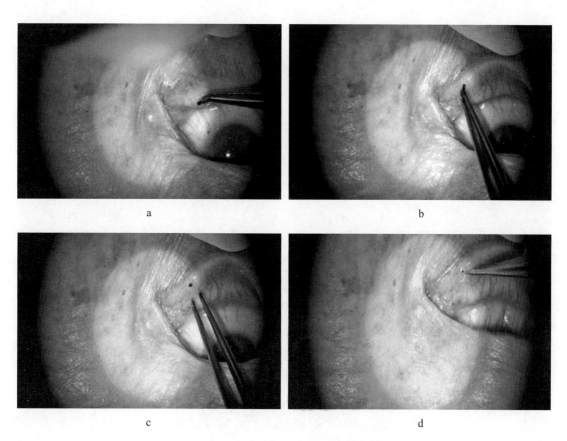

图1-19-1　泪栓植入方法（彩图见书末彩插）

4. 泪栓植入后，嘱患者不可揉眼，以免植入泪栓回出、掉落。

【并发症的预防与处理措施】

感染

（1）预防：① 操作前认真评估患眼有无禁忌证。② 严格执行无菌原则，操作中避免污染泪栓及所使用的器械，防止感染发生。

（2）处理：嘱患者按医嘱局部用药，控制感染。

（周琦　李韵）

第二十节　霰粒肿切除技术

【操作目的】

切除由睑板腺管阻塞所形成的直径超过 2 mm 的囊肿。

【操作流程】

操作步骤	操 作 要 点	考 核 要 点
1. 素质及环境要求	(1) 服装整洁,仪表大方,语言恰当,态度和蔼 (2) 环境安静整洁,光线充足,适宜操作	与患者沟通耐心 环境适合操作
2. 评估与解释	(1) 洗手、戴口罩 (2) 核对患者信息、眼别 (3) 评估患者意识状态、合作程度、有无禁忌证、霰粒肿的时间、有无做过治疗 (4) 解释操作目的及需配合的事项,取得患者配合	详细评估患者眼部情况等 患者可配合
3. 操作前准备	(1) 再次洗手 (2) 用物准备:治疗盘、霰粒肿切除包(内含消毒弯盘,霰粒肿夹,刮匙,眼科有齿镊,眼科弯剪刀,干棉球)、2 mL 空针、11 号尖头刀,局部浸润麻药、皮肤消毒剂棉签、抗生素眼药水及眼药膏、消毒眼垫、胶布	操作用物齐全、可使用
4. 操作过程	(1) 再次核对:核对患者信息、药物及眼别 (2) 患者取仰卧位,头部固定 (3) 核对眼别,消毒患眼皮肤 (4) 在患处皮下注射利多卡因做局部浸润麻醉 (5) 用霰粒肿夹夹住霰粒肿,并翻转眼睑,暴露睑结膜及完整的霰粒肿 (6) 用尖刀头在霰粒肿囊腔中央做一垂直睑缘的切口(图 1-20-1 霰粒肿皮肤面切口、图 1-20-2 霰粒肿睑结膜面切口),再用刮匙去除囊腔内全部内容物(图 1-20-3 刮匙去除囊腔内容物),若有肉芽,则先剪去肉芽再刮霰粒肿(图 1-20-4 剪去肉芽)分离囊壁并剪除 (7) 用抗生素眼液冲洗切口 (8) 撤去夹子,翻转眼睑,将大量棉球用手掌局部压迫眼睑,止血 20 ~ 30 min (9) 无出血后,用干棉签去除凝血块,滴抗生素眼药水、涂抗生素眼药膏,包封患眼 (10) 注意倾听患者主诉,观察出血情况 (11) 健康指导:患眼包封 24 h 后去除敷料,按医嘱滴眼药水;如患侧眼睑有轻度瘀血或结膜充血,属正常反应	开放式核对 合适体位 注射部位正确、有效 霰粒肿暴露充分 切口方向正确 囊肿腔内容物清理彻底 肉芽处理顺序正确 剪除囊壁深度适宜 止血手法正确 健康指导内容全面
5. 操作后	(1) 再次核对患者信息 (2) 整理用物,清理污物 (3) 标本送检 (4) 洗手,记录	用物处理正确 及时送检 记录无误

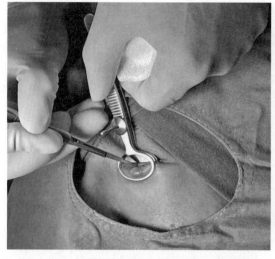

图 1-20-1　霰粒肿皮肤面切口（彩图见书末彩插）

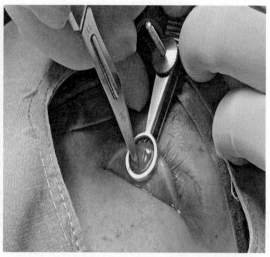

图 1-20-2　霰粒肿睑结膜面切口（彩图见书末彩插）

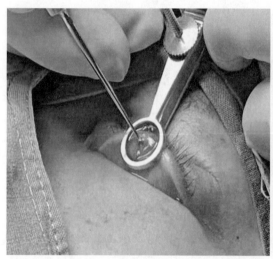

图 1-20-3　刮勺去除囊腔内容物（彩图见书末彩插）

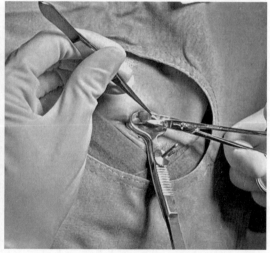

图 1-20-4　剪去肉芽（彩图见书末彩插）

【注意事项】

1. 霰粒肿感染急性期不可切除。

2. 对位于皮肤面的或位置较浅的霰粒肿,应事先向患者说明切口在皮肤上或术中有可能穿破眼睑皮肤,留下瘢痕,使患者理解。

3. 皮肤面做切口的霰粒肿,切口与睑缘平行;睑结膜面作切口的霰粒肿,切口与睑缘垂直,作切口时勿将睑缘切断。

4. 若有霰粒肿肉芽,则先将肉芽剪除,再刮除霰粒肿。

5. 剪除霰粒肿囊壁时,注意掌握深度,切勿剪破皮肤。

6. 在切除下睑近内眦部的霰粒肿时注意勿伤及泪小管。

7. 嘱患者发现有出血,可用纱布或棉球,用手加压止血,若出血不止,应立即来院急诊处理。

8. 嘱患者24 h后将包扎去除,每日滴抗生素眼药水3次,夜间睡前涂眼药膏。

9. 告知患者,如患侧眼睑有轻度瘀血或结膜充血,属正常反应,会自行消退。

10. 根据医嘱将内容物及囊壁送病理检查,以确定有无睑板腺癌的可能。

【并发症的预防与处理措施】

1. 出血

(1)预防:① 术前检查血常规及血凝,评估患者基本情况。② 女性患者月经期间不可手术。③ 严格按照霰粒肿切除术操作规范进行操作,以免损伤睑缘动脉弓而导致严重出血。

(2)处理:① 术后压迫止血20 ～ 30 min。② 若出血较多或压迫止血效果不佳,立即通知医生,对伤口进行探查,寻找出血点予以烧灼或结扎。

2. 皮肤穿破及睑缘变形

(1)预防:① 严格按照霰粒肿切除术操作规范进行操作,动作轻柔。② 近睑缘的睑板腺囊肿在做睑缘切口时注意勿损伤睑缘后唇和前唇。

(2)处理:告知医生,遵医嘱进行处理。

(周琦　李韵)

第二十一节 麦粒肿切开引流技术

【操作目的】

切开引流排除脓液,减轻炎症反应,促进愈合。

【操作流程】

操作步骤	操作要点	考核要点
1. 素质及环境要求	(1) 服装整洁,仪表大方,语言恰当,态度和蔼 (2) 环境安静整洁,光线充足,适宜操作	与患者沟通耐心 环境适合操作
2. 评估与解释	(1) 洗手、戴口罩 (2) 核对患者信息、眼别 (3) 评估患者意识状态、合作程度、患眼情况及药物过敏史,检查麦粒肿部位有无波动感(图1-21-1内麦粒肿、图1-21-2外麦粒肿) (4) 告知患者麦粒肿切开排脓的目的、过程和配合方法	详细评估患者病情、患眼情况等 患者可配合
3. 操作前准备	(1) 洗手、戴口罩 (2) 用物准备:治疗盘、刀片或一次性空针、表面麻醉滴眼液、皮肤消毒剂棉签、干棉签、眼科无齿镊、橡皮引流条、消毒眼垫、胶布、抗生素眼药水及眼膏	操作用物齐全、可使用
4. 操作过程	(1) 再次核对:核对患者信息、药物及眼别 (2) 患者准备:根据患者实际情况协助采取坐位/仰卧位,正确摆放头部位置,对准光源,嘱患者不可移动头部 (3) 麦粒肿切开排脓 　1) 外麦粒肿:嘱患者轻闭眼,局部消毒后左手用干棉签轻轻固定周围皮肤,右手持尖刀片或一次性空针头在皮肤波动感最明显的最低点,做平行于眼睑缘的切口,避免切断眼轮匝肌,引起眼睑瘢痕畸形;如脓液量多且脓腔大,一次不能排尽时可在脓腔内放置消毒引流条 　2) 内麦粒肿:嘱患者睁开眼睛,先点表面麻醉剂2～3次。翻转眼睑,左手用干棉签固定已翻转眼的睑缘,右手持尖刀片/一次性空针头在睑结膜面脓点最明显处,做垂直眼睑缘的切口,以避免损伤病灶邻近的睑板腺(图1-21-3麦粒肿切开引流)。如排出脓液较多,排脓后要冲洗结膜囊 　3) 切开麦粒肿后可用干棉签将脓液轻轻排出或用眼科无齿镊探查脓腔/扩大切口或夹取脓头 (4) 遵医嘱滴抗生素眼药水、涂抗生素眼药膏,并包封患眼 (5) 观察患者治疗后的反应及效果 (6) 健康指导:告知患者注意事项、根据情况每日换药并按医嘱用药	开放式核对 合适体位 操作手法正确、轻柔 切开位置正确 根据脓液情况,处理正确 健康指导正确、无遗漏
5. 操作后	(1) 再次核对患者信息 (2) 整理用物,清理污物 (3) 洗手,记录	处理用物准确 记录无误

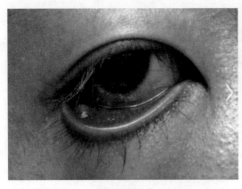

图 1-21-1 内麦粒肿（彩图见书末彩插）

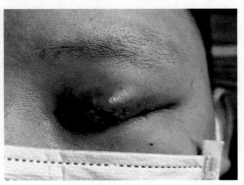

图 1-21-2 外麦粒肿（彩图见书末彩插）

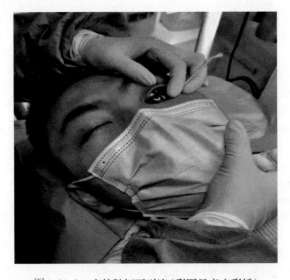

图 1-21-3 麦粒肿切开引流（彩图见书末彩插）

【注意事项】

1. 外睑腺炎未成熟时，勿切开排脓。

2. 注意切口方向，外麦粒肿在皮肤面切开，切口与睑缘平行，内麦粒肿在睑结膜面切开，切口与睑缘垂直。

3. 切勿用力挤压排脓，以防炎症扩散，引起眼眶蜂窝织炎、海绵窦血栓形成、全身败血症等严重并发症。

4. 如脓液较多，不能一次性排出脓液，需放胶片引流条引流，用眼科无齿镊把引流条送入腔底，保持创口开放。

【并发症的预防与处理措施】

1. 切口感染

（1）预防：① 严格保持眼部卫生，不用脏手揉眼，不用不净水源洗脸，不用被污染的毛巾、纸巾、湿巾等擦眼睛。② 注意饮食清淡,忌辛辣刺激性食物,不吃过甜或过油腻的食物,禁烟酒。

（2）处理:一旦麦粒肿部位出现长期的红肿与疼痛等症状时,及时就医,遵医嘱使用药物治疗。

2. 眼眶蜂窝织炎、海绵窦栓塞、败血症

（1）预防:① 脓肿成熟有波动感及有脓头时方能切开。② 排脓时切勿过度挤压,以免炎症扩散。脓液量多且脓腔较大,一次不能排尽时可在脓腔内放置消毒引流条,并根据医嘱每日换药直至脓液排尽。③ 注意用眼卫生,根据医嘱使用抗生素眼药水及眼药膏,注意动作轻柔。

（2）处理:① 立即请医生检查,根据医嘱做好相应处理,如局部用药或全身用药。必要时入手术室行眼内注药术。若出现海绵窦栓塞及败血症,可能危及生命,应请相关科室协助治疗。② 嘱患者遵医嘱按时复诊。③ 做好患者安抚、解释工作。

（李姝 郑凯蓉）

第二十二节　睑板腺挤压技术

【操作目的】

1. 清除睑板腺管道内淤积变性的睑脂。
2. 改善睑板腺管的形态。
3. 促进睑板腺管正常排脂,从而缓解干眼及睑缘炎。

【操作流程】

操作步骤	操作要点	考核要点
1. 素质及环境要求	(1) 服装整洁,仪表大方,语言恰当,态度和蔼 (2) 环境安静整洁,光线充足,适宜操作	与患者沟通耐心 环境适合操作
2. 评估与解释	(1) 洗手、戴口罩 (2) 核对患者信息、眼别 (3) 评估患者意识状态、合作程度、患眼角膜情况,有无手术史,评估有无禁忌证 (4) 解释操作目的,取得患者配合,告知挤压过程中会胀痛,需保持头位固定,勿用力闭眼	详细评估患者病情、患眼情况等 患者可配合
3. 操作前准备	(1) 洗手、戴口罩 (2) 用物准备治疗盘、表面麻醉滴眼液、抗生素眼药水、睑板腺挤压镊、干棉签	操作用物齐全、可使用
4. 操作过程	(1) 再次核对:核对患者信息、药物及眼别 (2) 患者准备:根据患者实际情况协助采取坐位或仰卧位,正确摆放头部位置,嘱患者不可移动头部 (3) 观察患者眼部情况:先用干棉签拭净眼部分泌物,患眼滴表面麻醉滴眼液2次 (4) 睑板腺挤压:嘱患者向操作眼睑的反方向注视,操作者左手持干棉签分别翻开患眼上下眼睑暴露睑板腺及其开口;右手持睑板腺挤压镊夹住眼睑内外两侧并稍稍提起,远离角膜,分别挤压上下眼睑的每根睑板腺管(图1-22-1睑板腺挤压),观察阻塞物的性状和量(图1-22-2睑板腺阻塞物),遵医嘱予患眼滴抗生素眼液并用干棉签清洁上下睑缘 (5) 健康指导:治疗后睑缘将在短时间内轻度红肿,如有不适及时就诊	开放式核对 合适体位 观察方法正确,准备工作充分 挤压手法正确、轻柔 操作过程中及时听取患者主诉、观察有无不适 健康指导正确
5. 操作后	(1) 再次核对患者信息 (2) 整理用物,清理污物 (3) 洗手,记录	处理用物准确 记录无误

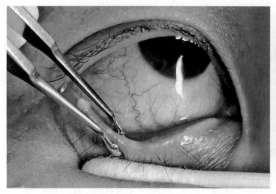 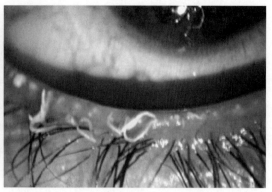

图1-22-1 睑板腺挤压（彩图见书末彩插）　　　　图1-22-2 睑板腺阻塞物（彩图见书末彩插）

【注意事项】

1. 角膜、结膜已存在损伤的，眼表有活动性炎症的，眼表有感染的患者不适合睑板腺挤压。若有泪栓填塞的患者挤压时需稍远离泪小点处。

2. 睑板腺挤压手法正确，根据腺体堵塞程度挤压力度适中、动作轻柔，不要一次用力过猛挤压，若分泌物一次不能完全挤出时可重复几次挤压。

3. 嘱患者疼痛难忍时可提前告知，适时暂停操作，以免患者闭眼时损伤角膜。

4. 挤压时每挤压一处注意维持2～3 s，可见睑板腺管口有清亮或黄白色液体或黄白色牙膏状分泌物溢出，堵塞严重的腺管可没有分泌物溢出。

【并发症的预防与处理措施】

1. 眼睑脓肿

（1）预防：① 向患者做好解释，取得患者充分配合。② 睑板腺挤压手势正确，根据腺体堵塞程度挤压力度适中，动作轻柔。③ 操作时倾听患者主诉，观察有无不适。

（2）处理：① 观察睑板腺处有无红、肿、热、痛急性炎症表现。② 嘱患者早期局部热敷，每日3次，每次15～20 min，并遵医嘱使用抗生素滴眼液或涂用抗生素眼药膏。

2. 角膜上皮损伤

（1）预防：① 向患者做好解释，取得患者充分配合。② 挤压时，嘱患者向操作眼睑反方向注视，正确使用睑板镊，远离角膜。③ 嘱患者操作后勿揉眼，防止损伤角膜。④ 操作时多倾听患者主诉，观察有无不适。

（2）处理：① 立即请医生检查，根据医嘱做好相应处理。② 遵医嘱使用眼药水或眼药膏，按时复诊。

3. 感染

（1）预防：① 操作前评估有无禁忌证。② 操作后滴抗生素眼药水，嘱患者勿用手揉眼。

（2）处理：① 立即请医生检查，根据医嘱做好相应处理。② 嘱患者遵医嘱用药、按时复诊。

（李姝　郑凯蓉）

第二十三节　眼部超声雾化热敷技术

【操作目的】

1. 缓解视疲劳导致的干眼。
2. 缓解由于睑板腺功能障碍和黏蛋白功能障碍,导致部分腺体缺损退化。
3. 物理清洁眼睑部。

【操作流程】

操作步骤	操作要点	考核要点
1. 素质及环境要求	(1) 服装整洁,仪表大方,语言恰当,态度和蔼 (2) 环境安静整洁,光线充足,适宜操作	与患者沟通耐心 环境适合操作
2. 评估与解释	(1) 洗手、戴口罩 (2) 核对患者信息、眼别 (3) 评估患者意识状态、合作程度、患眼情况及药物过敏史,检查麦粒肿病变部位有无波动感 (4) 告知患者眼部超声雾化的目的、过程和配合方法	详细评估患者病情、患眼情况等,患者可配合
3. 操作前准备	(1) 洗手、戴口罩 (2) 用物准备:超声雾化机、治疗盘、治疗药液(如0.1%玻璃酸钠)、蒸馏水、干棉签、灭菌注射用水	操作用物齐全、可使用
4. 操作过程	(1) 再次核对:核对患者信息、药物及眼别 (2) 患者准备:根据患者实际情况协助采取坐位,有分泌物的患者先做睑缘的清洁,必要时行结膜囊冲洗 (3) 具体步骤 　1) 在超声雾化的水槽里加入蒸馏水至刻度线 　2) 药杯中加入遵医嘱配好的药液,用灭菌注射用水按比例稀释(比例遵医嘱) 　3) 打开雾化器开关。按照雾化器操作说明书进行操作,为患者眼部进行超声雾化(图1-23-1眼部超声雾化) (4) 告知患者需定期复诊	开放式核对 合适体位 操作步骤熟练、准确 健康指导正确
5. 操作后	(1) 再次核对患者信息 (2) 观察患者治疗后的反应及效果并记录	记录无误

【注意事项】

1. 气源、温度、工作时间通常在首次使用设置完成后,无需每次都设置,日常按常规步骤即可。

2. 在操作过程中,以温热为宜,机器温度设置上限为40～42℃,以防角膜烫伤。

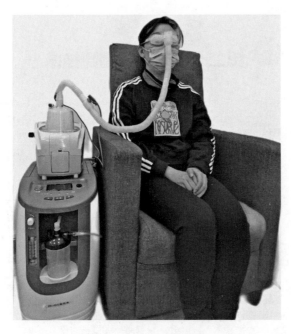

图1-23-1　眼部超声雾化

3. 勿用生理盐水稀释药液和加入水槽,以防生成结晶造成机器堵塞。

4. 雾量大的情况下,备纸巾或纱布用于患眼擦拭。

5. 热敷过程中注意观察患者主诉。

6. 眼罩拆封后专人专用,不得交叉使用。

【并发症的预防与处理措施】

无。

（李姝　郑凯蓉）

第二十四节　拔倒睫技术

【操作目的】

拔除异常位置的睫毛,避免摩擦损伤角膜。

【操作流程】

操作步骤	操 作 要 点	考 核 要 点
1. 素质及环境要求	(1) 服装整洁,仪表大方,语言恰当,态度和蔼 (2) 环境安静整洁,光线充足,适宜操作	与患者沟通耐心 环境适合操作
2. 评估与解释	(1) 洗手、戴口罩 (2) 核对患者信息、眼别 (3) 评估患者意识状态、合作程度、患者睑缘倒睫数量 (4) 解释拔倒睫技术的操作目的及配合要点,取得患者配合	详细评估患者病情、患眼情况等,患者可配合
3. 操作前准备	(1) 洗手、戴口罩 (2) 用物准备:裂隙灯、治疗盘、眼科倒睫镊子、抗生素眼药水(按需)、干棉签	操作用物齐全、可使用
4. 操作过程	(1) 再次核对 (2) 患者准备:取坐位,指导患者在裂隙灯前正确放置头位 (3) 观察患者眼部情况:如眼部有分泌物先用干棉签拭净 (4) 用左手指分开上或下眼睑并固定 (5) 嘱患者双眼按要求注视固定方向,切勿转动眼球 (6) 右手持睫毛镊,自睫毛根部拔除倒睫,细小或极短的睫毛需用显微无齿镊尽可能拔除(图1-24-1 拔倒睫手法) (7) 在裂隙灯下仔细检查倒睫是否完全拔除 (8) 必要时遵医嘱滴抗生素眼液冲洗 (9) 告知患者治疗结果及注意事项	开放式核对 合适体位 观察方法正确,准备工作充分 操作手法正确、轻柔 拔除的睫毛完整 健康指导全面
5. 操作后	(1) 再次核对患者信息 (2) 整理用物,处理污物 (3) 洗手,记录	用物处置正确 记录无误

【注意事项】

1. 观察倒睫毛程度,如范围很广,眼睑内翻程度很严重,角膜上有被倒睫扎伤的点状着色点,会产生严重的角膜炎症状,可进行手术治疗。倒睫伴睑内翻者须行睑内翻矫正术治疗。

2. 操作中,动作准确轻柔,尽可能自倒睫根部拔除以减少再生。但睫毛毛囊并未被破

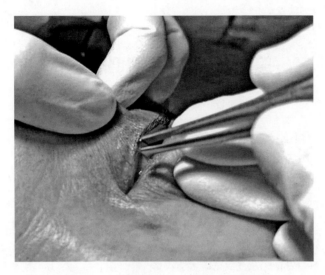

图1-24-1　拔倒睫手法（彩图见书末彩插）

坏,仍有可能会再生,嘱患者定期门诊随访,有眼部异物感或疼痛时,及时就诊复查。

3. 操作后,告知患者保持眼部清洁,避免揉眼和碰水,以免造成感染。

【并发症的预防与处理措施】

无。

（李姝　郑凯蓉）

第二十五节 电解倒睫技术

【操作目的】

破坏倒睫的毛囊根部,减少倒睫再生。

【操作流程】

操作步骤	操作要点	考核要点
1. 素质及环境要求	(1) 服装整洁,仪表大方,语言恰当,态度和蔼 (2) 环境安静整洁,光线充足,适宜操作	与患者沟通耐心 环境适合操作
2. 评估与解释	(1) 洗手、戴口罩 (2) 核对患者信息、眼别 (3) 评估患者意识状态、合作程度、睑缘倒睫数量 (4) 解释操作目的及配合要点,取得患者配合	详细评估患者病情、倒睫情况等 患者可配合
3. 操作前准备	(1) 洗手、戴口罩 (2) 用物准备:睫毛电解器(图1-25-1睫毛电解器)、治疗盘、睫毛镊、生理盐水纱布一块、表面麻醉剂、2 mL空针、抗生素眼药水、皮肤消毒剂棉签、干棉签	操作用物齐全、可使用
4. 操作过程	(1) 再次核对:核对患者信息、药物及眼别 (2) 消毒眼睑皮肤,皮下注射0.5～0.8 mL表面麻醉剂(如1%利多卡因)局部浸润麻醉 (3) 用盐水纱布包住阳极板,紧贴在患者额部,头置于裂隙灯的下巴托内固定 (4) 将阳极的电解针顺倒睫毛囊方向刺入根部1.5～2 mm通电后将针头保持在组织内,待电解处有白色泡沫出现后,拔出针头,如毛囊已破坏,用镊子轻轻拔除倒睫(图1-25-2电解睫毛) (5) 术后患眼遵医嘱滴抗生素眼药水 (6) 告知患者治疗后注意事项	开放式核对 麻药注射部位正确 选择阳极正确 操作手法正确、轻柔 破坏毛囊方法正确,能将睫毛连根拔出 健康指导正确
5. 操作后	(1) 再次核对患者信息 (2) 整理用物,消毒电解针	用物处理正确

【注意事项】

1. 电解通电后,如睫毛根部刺入处无白色泡沫溢出,应检查电路是否正常。

2. 电解针刺入方向应紧贴倒睫的根部向毛囊方向刺入,要与睫毛方向一致,否则不能破坏毛囊,反而会伤及附近毛囊,引起新的倒睫。

3. 针向睫毛根部刺入时,先以手指拉睑缘,使其离开眼球,以防针刺伤眼球,如发生皮

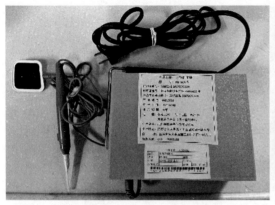
图 1-25-1　睫毛电解器

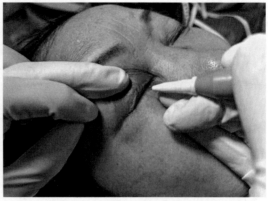
图 1-25-2　电解睫毛

下血肿,可压迫片刻,严重者应加压包扎。

4. 进针一定要顺毛囊的方向刺入,若拔除睫毛有阻力,倒睫拔不出,说明毛囊未破坏,应再电解一次。不能强行拔,不然倒睫中断后可再生。

5. 要准确定位以免损伤周围组织。成束排列的多根睫毛,电解后可以因瘢痕的收缩加重倒睫,应予注意。

6. 阴阳极不要倒置。

【并发症的预防与处理措施】

眼睑瘢痕、睑缘挛缩

（1）预防：① 在裂隙灯下,定位准确将针头刺入睫毛根部,尽量避免反复多次刺入。② 操作前做好评估,对于有大量倒睫且伴有睑内翻的患者,不宜采用电解治疗。③ 操作前做好解释,嘱患者头部全程不能移动,不可向后缩。

（2）处理：目前尚无有效治疗措施,操作前需与患者做好解释,并让其在知情同意书上签字。

（李姝　郑凯蓉）

第二十六节　远视力测量技术

【操作目的】

测定视力功能,作为眼病诊断的参考依据。

【操作流程】

操作步骤	操作要点	考核要点
1. 素质及环境要求	(1) 服装整洁,仪表大方,语言恰当,态度和蔼 (2) 环境安静整洁,光线充足,适宜操作	与患者沟通耐心 环境适合操作
2. 评估与解释	(1) 洗手、戴口罩 (2) 核对患者信息、眼别 (3) 评估患者意识状态、合作程度 (4) 告知患者远视力测量的目的、过程和配合方法	详细评估患者病情、患眼情况等 患者可配合
3. 操作前准备	(1) 洗手、戴口罩 (2) 用物准备:视力表、一次性遮眼罩	操作用物齐全、可使用
4. 操作过程	(1) 再次核对:核对患者信息、眼别 (2) 患者准备:患者坐在距视力表5 m处(应用平面镜者间距2.5 m) (3) 先右后左,让受检者自上而下读出"E"字形视标开口方向,把辨认出的最小视标的字号记录下来并签名 (4) 对0.1行视标不能辨别,则让受检者逐渐向视力表移近,直至能辨别0.1为止(以实际距离折算,如在3 m处辨认,则视力为0.1×3/5=0.06,以此类推),记录并签名 (5) 若距视标1 m处仍不能辨别0.1者,则改测一尺指数、半尺指数、眼前指数、眼前手动、光感、无光感,记录并签名 (6) 如各个方位光感均消失,记为无光感 (7) 操作完毕,告知患者检查结果	开放式核对 合适体位 操作手法正确、轻柔 测量方法、结果记录正确
5. 操作后	(1) 再次核对患者信息 (2) 整理用物、处理污物 (3) 洗手	用物处理正确

【注意事项】

1. 如果检查室的最大距离<5 m,采用反光镜法检查视力。将视力表置于被检查者座位的后上方,于视力表对面2.5 m处入一平面镜,嘱患者注视镜内所见的视力表来检查远视力。

2. 一般先检查右眼再检查左眼,有外伤或眼疾时先测健眼,再测患眼;戴镜者先检查裸眼视力,再检查戴镜视力。

3. 未受检眼遮盖要完全,但不要压迫眼球。

4. 检查时患者头位要正,不能歪头用另一只眼偷看,也不能眯眼。

5. 每个字母辨认时间为2～3 s。

6. 当被检者的矫正视力低于1.0,可以运用针孔镜来辨别被检者视力水平低是由于屈光因素还是由眼部疾病因素造成,通常用来鉴别是由于验光结果不准确还是弱视引起的矫正视力低。

7. 如受检查者能正确辨认第1.0行,记录为1.0,1.0行只有2个视标能正确辨认记作"0.9＋2",由此类推。如被检查者不能辨认视力表上最大视标,可移近视力表,直至看清第1行视标(0.1),记录视力为0.1×被检查与视力表的距离(m)/5,例如在2 m处能看清0.1,视力为0.1×2/5=0.04。如在1 m处不能辨认最大视标,则检查指数(FC)。嘱受检者背光而坐,检查者伸手指让被检者辨认手指数目,记录其能辨认指数的最远距离,如指数/一尺或FC/一尺。如果在眼前5 cm处仍不能辨认指数,则检查者在患者眼前摆手,记录能辨认手动(HM)的最远距离,如手动/30 cm或HM/30 cm。

8. 对只能辨认指数或手动的患者,应在暗室中进一步检查光感及光定位。检查光感时,将患者一眼完全遮盖,检查者一手持手电筒,放在被检眼前5 m处开始检查。若患者看不见光源,则将手电筒向患者移近,直至患者能辨认为止,记录患者能看见光源的最远距离。检查光定位时将手电筒置于患者前1 m处,嘱患者向正前方注视,不要转动眼球和头部,分别将灯光置于左上、左中、左下、正上、正中、正下、右上、右中、右下,同时询问患者是否能看见光源。如应答正确记录为"＋",应答错误记录为"－"。如患者全无光感,记录为"无光感"。

9. 检查后要认真记录,左、右眼不能混淆。

【并发症的预防与处理措施】

无。

(李姝　郑凯蓉)

第二十七节　NCT测眼压技术

【操作目的】

1. 常规眼科体检项目。
2. 青光眼患者的筛查和诊断。
3. 眼科手术的术前、术后眼压检测。
4. 患者有眼痛、眼胀主诉或疑有眼压异常时检测。

【操作流程】

操作步骤	操 作 要 点	考 核 要 点
1. 素质及环境 　　要求	(1) 服装、鞋帽整洁,仪表大方,语言恰当,态度和蔼 (2) 环境安静整洁,光线充足	与患者沟通耐心 环境符合要求
2. 评估与解释	(1) 核对患者信息、眼别 (2) 评估患者配合情况、患眼情况 (3) 告知操作目的和注意事项,取得患者配合	详细评估患者病情、患眼 情况等 患者可配合
3. 操作前准备	(1) 洗手、戴口罩 (2) 再次核对患者信息 (3) 用物准备:非接触眼压计(图1-27-1非接触眼压计)、打印纸	操作用物齐全、可使用
4. 操作过程	(1) 再次核对患者信息,核对眼别 (2) 打开眼压机电源及操作台电源,根据患者身高调节操作台高低 (3) 安放体位:嘱患者正确放置头部,调节下颌托高度,使眼角对准参照线(图1-27-2测眼压体位) (4) 嘱患者直视前方,无须惊慌,不要眨眼,尽量睁大测量眼,如有必要,测量者可帮助轻拉上眼睑进行对焦,得到三个有效数值切换至对侧眼进行测量 (5) 打印数据,再次核对,询问患者有无不适	操作手法正确 测量准确 操作流程流畅
5. 操作后	(1) 告知患者测量结果,进行健康指导 (2) 洗手,记录	健康指导全面 准确记录

【注意事项】

1. 非接触眼压(non-contact intraocular pressure,NCT)测量前要注意患者有无斜视,否则将会影响测量结果。

2. 操作前,向患者解释非接触眼压测量时会有一股气流吹到眼球表面,不要因气流突然冲向眼睛而向后退缩,否则将会导致测量失败。告知患者憋气、挤眼、坐姿不良、紧张等都可致眼压升高而影响检查结果,应尽量避免。

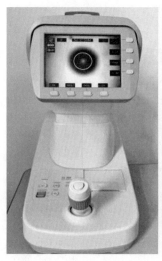
图 1-27-1 非接触眼压计

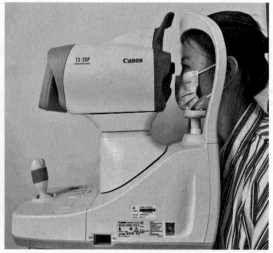
图 1-27-2 测眼压体位

3. 避免角膜损伤,若突然发生明显的疼痛、流泪、眼睑痉挛等刺激症状,且当瞬目或眼球转动时疼痛加重,即使没有异物存留,患者亦有明显的异物感,应暂停操作。

4. 告知患者测量结果要结合患者眼部症状及其他检查结果,才能准确判断患者是否存在青光眼。

5. NCT无须表面麻醉,避免了直接接触患者角膜,但眼压值在<8 mmHg和>40 mmHg时误差较大。

【并发症的预防和处理措施】

角膜损伤

(1)预防:① 操作前耐心讲解眼压计的测量方法、配合要点及注意事项,以免撞到机器而误伤患者。② 对仪器定期校准、保养,并定时清洁消毒,以免交叉感染。

(2)处理:① 通知医生,检查患者眼部情况。② 清洁伤口。③ 局部使用抗生素防止感染。

(曾长娟)

第二十八节 角膜接触式眼压测量技术

【操作目的】

检测眼压情况,协助青光眼的诊断,观察疾病的治疗效果。

【操作流程】

操作步骤	操作要点	考核要点
1. 素质及环境要求	(1) 服装整洁,仪表大方,语言恰当,态度和蔼 (2) 环境安静整洁,光线充足,适宜操作	与患者沟通耐心 环境适合操作
2. 评估与解释	(1) 洗手、戴口罩 (2) 核对患者信息、眼别 (3) 评估患者病情、意识状态、合作程度,使用Tono-Pen眼压计患者需询问过敏史 (4) 检查眼部情况,有无禁忌证 (5) 解释操作目的及需配合的事项,取得患者配合	详细评估患者 使用Tono-Pen眼压计患者询问过敏史 患者可配合
3. 操作前准备	(1) 再次洗手 (2) 用物准备:治疗盘、Schiotz眼压计/Tono-Pen眼压计+顶盖、表面麻醉剂、75%酒精棉球、干棉球、抗生素眼药水	操作用物齐全、可使用
4. 操作过程	(1) 再次核对:核对患者信息、药物及眼别 (2) Schiotz眼压计患者取仰卧位/Tono-Pen眼压取坐位或仰卧位,嘱患者勿紧张,头部固定,眼部放松 (3) 滴表面麻醉剂2次 (4) 将Schiotz眼压计调整至"0"位,用75%酒精棉球消毒底盘并充分干燥后使用/正确将顶盖装置于Tono-Pen的传感器上 (5) 检查者用左手拇指和示指(食指)分开患者上下眼睑、固定于上下眶缘,切勿对眼球施加压力 (6) 嘱患者双眼向正上方注视固定某一目标或手指 (7) 右手持眼压计把手,将Schiotz眼压计垂直向下底盘轻轻放于角膜中央,读出眼压计指向的刻度数,换算眼压值,当指针读数小于"3"时需换大一级的砝码进行对照/将Tono-Pen传感器垂直于角膜上方,连续短暂轻触角膜表面数次,直至听见"哔"的声音,检查显示屏上的数值及置信指数(图1-28-1 Tono-Pen测眼压法) (8) 测量完毕,遵医嘱滴抗生素眼药水 (9) 健康指导:嘱患者2 h内勿揉眼	开放式核对 合适体位 Schiotz眼压计调"0"方法正确 Tono-Pen顶盖安装松紧适宜 动作轻柔,未压迫眼球 测量方法正确 未施加压力 操作中未损伤角膜 正确读数
5. 操作后	(1) 再次核对患者信息 (2) 整理用物,处理污物 (3) 洗手,记录	用物处理正确 记录无误

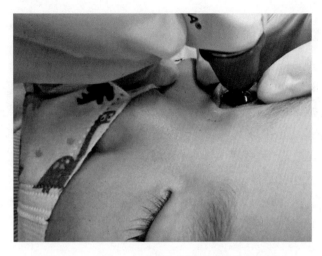

图1-28-1　Tono-Pen测眼压法（彩图见书末彩插）

【注意事项】

角膜接触式眼压计一般可分为压陷式眼压计和压平眼压计，具体注意事项见下表。

分　类	压陷式眼压计 （以Schiotz眼压计为代表）	压平眼压计 （以Tono-Pen手持式眼压计为代表）
原理	用一定重量的砝码压陷角膜中央部，以测量眼压	传感器组件尖端将作用力转换成电子元件，处理并分析每次压平眼角膜表面时生成的波形，这些被用来生成眼压（intraocular pressure，IOP）平均测量值
消毒	测量前后均应使用75%酒精棉球消毒眼压计的足板	每次使用前更换新的顶盖
禁忌证	眼部有急性炎症及穿孔伤者	
注意事项	1. 使用Schiotz眼压计测量眼压前须做好眼压计的消毒工作 2. 每次测量眼压前应将眼压计放置在零位校验台上测定，指针应在"0"位上才能使用，如达不到"0"位处，必须放松固定螺钉，旋转脚板管放置在零位校验台上，使指针调制"0"位处，旋紧固定螺丝 3. 若压针升降不灵活，应先把5.5 g砝码取下，将压针抽出后用干棉球擦干净，再用75%酒精消毒 4. 测量时，眼压计应垂直向下，不能偏斜 5. 测量时，手不可对眼球施加任何压力，仅利用眼压计本身重量对角膜压陷 6. 开始测量时先以5.5 g固定砝码测量，若刻度值小于"3"时，改用7.5 g砝码，若刻度值仍小于"3"时再改用10 g砝码，以此类推 7. 眼压计每次使用后应擦拭压针，压针如有泪液或药液沾染，会使压针滑动不灵活	1. 使用前检查传感器组件是否有裂缝、缺口或其他不规则表面，如出现这些情况，则禁止使用 2. 将顶盖安装时不可太紧或太松，确定覆盖顶端的橡胶是平的，但不要绷紧 3. 因顶盖含天然橡胶乳胶，可能引起过敏反应，使用前应询问患者是否对乳胶过敏 4. 测量眼压时角膜表面仅需瞬间接触，不需压痕或附加压力，以免造成眼睛受伤 5. 如果Tono-Pen显示屏上统计学置信指数为80或小于80，建议重复测量 6. 如对观察到的读数有所怀疑，则应对Tono-Pen进行验证试验

【并发症的预防与处理措施】

1. 角膜上皮损伤

（1）预防：① 操作前向患者做好解释工作，取得患者充分配合。妥善固定患者头部，避免操作中眼睛频繁转动；幼儿如不配合则应拒绝测量，以免角膜损伤。② 操作者分开上下眼睑时应轻柔，避免压迫眼球，测量时防止底盘来回移动摩擦角膜，避免损伤。③ 眼压计压陷角膜的时间不宜过长，重复最多测量3次。④ 眼压计压针与圆柱必须经常清洁消毒。⑤ 操作后嘱患者勿用力揉眼睛。

（2）处理：① 嘱患者如有视力下降、眼痛剧烈，立即就诊。② 通知医生，根据损伤程度遵医嘱使用修复角膜上皮的药物。

2. 角膜穿孔

（1）预防：① 操作者妥善固定患者头部，并向患者做好解释工作，取得患者充分配合。② 操作者动作准确轻柔，避免加重角膜摩擦受力。③ 操作者手持眼压计的手只起扶持作用，不应有丝毫外加力。④ 眼部有急性炎症及穿孔伤者禁忌进行Schiotz眼压计测量。

（2）处理：通知医生遵医嘱处理，必要时行手术治疗。

3. 感染

（1）预防：① 进行Schiotz眼压计测量眼压前，眼压计足板与圆柱必须做到一人一用一消毒。② 进行Tono-Pen测量前每位患者须使用新的顶盖，以防交叉感染。

（2）处理：告知医生，嘱患者按医嘱局部用药，控制感染。

（周琦　李韵）

第二十九节　剃眉毛技术

【操作目的】

眼眶骨折等眼科手术术前常规准备,保护手术视野清洁,预防感染。

【操作流程】

操作步骤	操作要点	考核要点
1. 素质及环境要求	（1）服装整洁,仪表大方,语言柔和,态度和蔼 （2）环境安静整洁,光线充足,适宜操作	与患者沟通耐心 环境适合操作
2. 评估与解释	（1）洗手、戴口罩 （2）核对患者信息、眼别 （3）评估患者意识状态、合作程度、眉毛周围皮肤情况 （4）解释剃眉毛的目的、需配合的事项,取得患者配合	详细评估患者配合程度,眉毛及周围皮肤情况等,患者可配合
3. 操作前准备	（1）洗手、戴口罩 （2）用物准备:治疗盘、一次性换药碗内置肥皂水、剃刀、刀片、消毒纱布（按需）	操作用物齐全、可使用
4. 操作过程	（1）再次核对:核对患者信息、眼别 （2）患者准备:根据患者实际情况协助采取坐位或仰卧位,头部固定,操作者位于患者头侧;请患者轻闭双眼 （3）清洁眉毛:纱布蘸肥皂水清洁眉毛及其周围 （4）剃眉毛:① 左手固定患者眉毛周围皮肤。② 右手持备皮刀沿着眉毛走向自眉毛根部剃除眉毛(图1-29-1剃眉毛手法)。③ 擦去剃除的眉毛。④ 再次清洁剃除处皮肤 （5）观察并健康指导:检查眉毛处是否剃净、皮肤有无破损;询问、观察患者有无不适做好健康指导	开放式核对 合适体位 操作手法正确、轻柔 检查有无眉毛掉入结膜囊内 操作流程合理、流畅、全面,具有良好的服务意识,充分为患者考虑
5. 操作后	（1）再次核对患者信息 （2）整理用物,处理污物 （3）洗手,记录	用物处理正确 记录无误

【注意事项】

1. 做好核对、解释工作,并告知患者眉毛剪掉后可能会影响美观。

2. 患者取坐位或者仰卧位,固定头部。

3. 肥皂水清洁眉毛,去除油污。

4. 操作时动作轻柔,注意勿伤及周围皮肤。

5. 对于眉毛处或周围有破溃伤口,及时做好眉毛处清创,避免伤口感染。

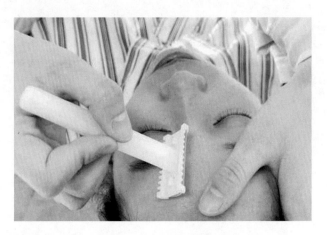

图 1-29-1　剃眉毛手法

【并发症的预防与处理措施】

皮肤破损、感染

（1）预防：① 操作前告知患者配合要点，取得患者配合。② 操作时保证环境宽敞明亮，充分暴露患者眉毛根部，避免视野遮挡。③ 剃眉时动作轻柔，避免用力导致皮肤损伤。④ 操作用品一人一套，不可重复使用。

（2）处理：① 立即用无菌纱布按压出血位置，必要时进行包扎。② 通知医生对症处理，遵医嘱局部使用抗感染药物。

（曾长娟）

第三十节　剪眼睫毛技术

【操作目的】

内眼手术术前准备,以暴露手术部位使视野清洁,便于操作。

【操作流程】

操作步骤	操作要点	考核要点
1. 素质及环境要求	(1) 服装整洁,仪表大方,语言柔和,态度和蔼 (2) 环境安静整洁,光线充足,适宜操作	与患者沟通耐心 环境适合操作
2. 评估与解释	(1) 洗手、戴口罩 (2) 核对患者信息、眼别 (3) 评估患者意识状态、合作程度、睫毛情况,有无禁忌证 (4) 解释剪睫毛的目的和配合要点,取得患者配合	详细评估患者睫毛情况等 患者可配合
3. 操作前准备	(1) 再次洗手 (2) 用物准备:治疗盘、眼药膏、眼科剪刀、消毒纱布(按需)	操作用物齐全、可使用
4. 操作过程	(1) 再次核对:核对患者信息、眼别 (2) 患者准备:根据患者实际情况协助采取坐位或仰卧位,头部固定,操作者位于患者头侧 (3) 涂眼药膏:剪刀两刃侧面涂上眼药膏 (4) 剪睑睫毛:① 剪上睑睫毛时,嘱患者眼球往下注视。② 剪下睑睫毛时,嘱患者眼球往上注视。③ 操作者左手指压上睑或下睑,使睑缘轻度外翻。④ 右手持剪刀,沿眼外眦向内眦(或内眦向外眦)方向,自睫毛根部完整剪除睫毛(图1-30-1剪眼睫毛手法) (5) 观察并健康指导:询问、观察患者有无不适做好健康指导	开放式核对 合适体位 操作手法正确、轻柔 剪刀头部勿触及眼部 检查有无睫毛掉入角膜或结膜囊内 操作流程流畅、全面,具有良好的服务意识,充分为患者考虑
5. 操作后	(1) 再次核对患者信息 (2) 整理用物,处理污物 (3) 洗手,记录	用物处理正确 记录无误

【注意事项】

1. 上睑下垂、睑内翻、倒睫矫正术患者,禁忌剪眼睫毛。

2. 操作时,固定头部,嘱患者不可随意摇动,对儿童、老人、精神紧张者应尽量取得配合。

3. 将剪刀两刃侧面涂少许眼药膏,以粘住剪下的睫毛,以免落入结膜囊内。

4. 操作时剪刀弯头朝向操作者,尽量绷紧皮肤,动作轻、准、稳,防止伤及角膜和睑缘皮肤。

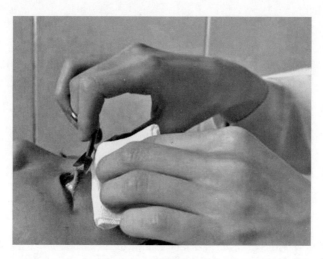

图1-30-1 剪眼睫毛手法

【并发症的预防与处理措施】

1. 皮肤破损

（1）预防：① 操作前告知患者头部固定,取得患者配合。② 操作时保证环境宽敞明亮,充分暴露患者睫毛根部,避免视野遮挡。③ 操作者尽量绷紧皮肤,动作轻柔。

（2）处理：立即用无菌纱布按压出血位置,必要时进行眼部包扎。

2. 眼球、角膜损伤

（1）预防：① 评估患者配合程度,操作前告知患者配合要点。② 操作时保证周围环境安全,动作轻柔。③ 操作时剪刀弯头朝向操作者,防止剪刀尖头误伤眼球。

（2）处理：① 向家属做好解释工作,避免激化矛盾。② 通知医生对症处理,遵医嘱局部用药。③ 必要时,做好术前准备工作。

（曾长娟）

第三十一节　眼部加压绷带包扎技术

【操作目的】

1. 部分眼部术后,限制眼球的活动度,减轻局部反应。
2. 预防角膜溃疡患者溃疡处穿孔。
3. 术后前房浅者,促进前房形成。
4. 眼睑血肿者,需要加压止血。

【操作流程】

操作步骤	操作要点	考核要点
1. 素质及环境要求	(1) 服装整洁,仪表大方,语言恰当,态度和蔼 (2) 环境安静整洁,光线充足,适宜操作	与患者沟通耐心 环境适合操作
2. 评估与核对	(1) 核对患者信息、眼别 (2) 评估患者意识状态、合作程度、患眼情况、眼睑皮肤是否完整,有无破损、出血、感染等,结膜有无充血,有无角膜溃疡、穿孔等情况,询问患者有无药物过敏史 (3) 解释眼部加压绷带包扎的目的,需配合的注意事项,取得患者配合	详细评估患者患眼情况等 患者可配合
3. 操作前准备	(1) 洗手、戴口罩 (2) 用物准备: 5 cm宽绷带1卷、20 cm长绷带纱条1根、眼垫纱布、眼药水或眼膏、胶布、剪刀	操作用物齐全、可使用
4. 操作过程	(1) 核对解释,患者取坐位或半卧位 (2) 如患者有旧敷料,需取下后观察敷料上渗血、渗液的色、质、量,异常时需报告医生;洗手 (3) 按需清洁患眼后,遵医嘱滴眼药水或涂眼药膏 (4) 包封患眼时根据需要加2～4块眼垫纱布,使其略高于眼眶缘 (5) 在眉心处放置一条长约20 cm绷带纱条 (6) 绷带头端指向健眼,先绕额部2圈 (7) 再经患眼由上而下斜向患侧耳下,绕过枕部至额部,如此反复绕眼数圈 (8) 最后将绷带绕头1～2圈后用胶布固定,单眼包扎固定效果图(图1-31-1单眼包扎法);双眼包扎固定效果图(图1-31-2双眼包扎法) (9) 询问、观察患者有无不适并做好健康指导	观察敷料情况并洗手 滴眼药水/涂眼药膏手法正确 保持健眼能正常开闭
5. 操作后	(1) 再次核对患者信息 (2) 整理用物,处理污物 (3) 洗手,记录	用物处理正确 记录无误

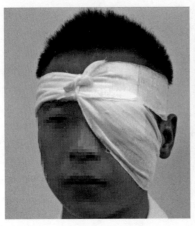
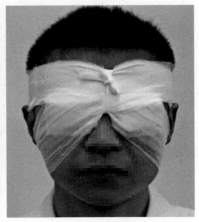

图 1-31-1　单眼包扎法　　　　图 1-31-2　双眼包扎法

【注意事项】

1. 对角膜有穿孔、贯通伤和各类化学伤等患者禁忌进行加压包扎。

2. 对于梳马尾辫或戴发饰的女性,应当暂时改变发式、去除饰物,以便包扎。

3. 使用眼药水和眼膏的患者包扎前应注意其睫毛不能贴在角膜上,以防引起角膜擦伤。

4. 包扎时,眼垫应高于眼眶,包扎层次分明松紧适宜,通常以容纳一手指为宜。

5. 绷带勿压迫耳郭和健眼,以免引起不适或影响其血液循环。

6. 固定点必须在前额处,避免患者仰卧或侧卧时引起头部不适或摩擦造成绷带松脱。

【并发症的预防与处理措施】

1. 绷带包扎过紧

(1)预防:① 检查绷带是否过紧压迫眼部,一般以一手指空隙为宜。② 询问病史,对于有头痛史的患者可以提前做好干预措施。

(2)处理:① 做好护理评估,及时明确引起头痛的原因。② 若包扎过紧,可适当调整包扎绷带的松紧度,以容纳一指为宜,或者在耳前绷带处剪一小口,减轻患者的不适。

2. 绷带脱落

(1)预防:加压包扎应松紧适宜,成人应使绷带上下缠绕耳朵,婴幼儿可在头部应用网状弹力绷带加以固定。

(2)处理:重新给予患者眼部加压包扎。

3. 角膜上皮损伤

(1)预防:包扎前应使患眼闭合后(或涂眼膏后)纱布盖合全眼部再行加压包扎,避免造成纱布擦伤。

(2)处理:① 清洁伤口除去污物。② 局部应用抗生素眼药和眼膏,重新加压包扎,疼痛严重者可进行双眼包扎制动,减轻患者不适。

(陈惠芳)

第三十二节 眼部换药技术

【操作目的】

1. 观察眼部伤口情况,为疾病治疗提供信息。
2. 清洁伤口,防止眼部感染。

【操作流程】

操作步骤	操 作 要 点	考 核 要 点
1. 素质及环境要求	(1) 服装整洁,仪表大方,语言恰当,态度和蔼 (2) 环境安静整洁,光线充足,适宜操作	与患者沟通耐心 环境适合操作
2. 评估与核对	(1) 核对患者信息、眼别 (2) 评估患者意识状态、合作程度、患眼情况、眼睑皮肤是否完整,有无分泌物、出血、感染等,有无角膜溃疡、穿孔等情况,询问患者有无药物过敏史 (3) 解释眼部换药的目的,需配合的事项,取得患者配合	详细评估患者患眼情况、药物过敏史等 患者可配合
3. 操作前准备	(1) 洗手、戴口罩 (2) 用物准备:治疗盘、皮肤消毒剂(如碘伏)、干棉签、眼垫、抗生素眼药水或眼膏、胶布(图 1-32-1 眼部换药用物)	操作用物齐全、可使用
4. 操作过程	(1) 核对解释,患者取坐位或半卧位,头部固定 (2) 轻轻取下患者眼部包扎或覆盖的纱布,如患者有旧敷料,需取下后观察敷料上渗血、渗液的色、质、量,异常时需报告医生对症处理 (3) 棉签蘸取皮肤消毒剂,评估患者眼球及眼周皮肤等组织情况,常规伤口由内向外清洁消毒,反之,感染性伤口由外向内清洁 (4) 消毒患眼皮肤两次,消毒直径大于 5 cm,待干 (5) 根据医嘱滴眼药水或涂眼药膏 (6) 无菌纱布遮盖患眼并固定 (7) 询问、观察患者有无不适并做好健康指导	操作过程要严格遵循无菌原则 清洁方法正确,无污染 滴眼药水/涂眼药膏手法正确 指导内容正确
5. 操作后	(1) 再次核对患者信息 (2) 整理用物,处理污物 (3) 洗手,记录	用物处理正确 记录无误

【注意事项】

1. 操作过程中应严格遵循无菌原则,防止交叉感染。

2. 操作时动作轻柔,对穿孔伤和角膜溃疡者尤其需要注意,勿对眼球施加压力,以免加重病情。

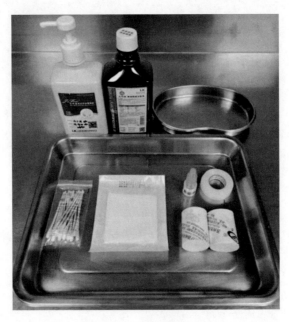

图1-32-1　眼部换药用物

3. 换药中,如需使用多种眼药时,每种眼药间隔时间5 min,注意先滴眼药水后涂眼药膏,先滴刺激性弱的药物,后滴刺激性强的药物,滴悬浊药液时,应先摇匀后再用。

【并发症的预防与处理措施】

1. 眼部感染

(1)预防:① 操作过程要严格遵循无菌原则。② 若患者双眼均需用药,先滴健眼,后滴患眼。③ 若为传染性眼病患者,需要实行药物隔离,双眼患病者一眼一支眼药,单眼患病者一人一支眼药,用过的敷料应按照院感要求进行处理,用物要浸泡消毒。

(2)处理:① 遵医嘱给予抗感染治疗,必要时行细菌培养。② 若感染仍无法控制时,需行眼内注药术以控制症状。

2. 过敏反应

(1)预防:① 操作时,严格执行查对制度,使用眼药之前认真仔细询问患者有无药物过敏史,让患者了解自己所用药物的名称和作用。② 特殊、有毒性的药物要有醒目的标识,操作时要反复核对。

(2)处理:① 立即停止使用眼药水或眼药膏。② 用大量的生理盐水或清水将局部冲洗干净。③ 遵医嘱对症处理,使用抗过敏药物。

(陈惠芳)

参考文献

［1］ 席淑新，肖惠明.眼耳鼻咽喉科护理学［M］.5版.北京：人民卫生出版社，2021.

［2］ 侯军华，田梓蓉.五官科护理学［M］.北京：科学技术文献出版社，2020.

［3］ 韩杰，李越.眼科护理与操作指南［M］.北京：人民卫生出版社，2019.

［4］ 陈燕燕.眼科手术护理配合及护理操作［M］.北京：人民卫生出版社，2019.

［5］ 陈燕燕.眼耳鼻咽喉口腔科护理学［M］.4版.北京：人民卫生出版社，2019.

［6］ 史伟云.角膜治疗学［M］.北京：人民卫生出版社，2019.

［7］ 杨培增，范先群.眼科学［M］.9版.北京：人民卫生出版社，2018.

［8］ 肖惠明.临床眼科护理技术操作规程［M］.北京：人民卫生出版社，2018.

［9］ 李若溪，孙艳.眼科专科护理操作流程及标准［M］.北京：北京大学医学出版社，2017.

［10］ 李若溪，齐飞.眼科临床标准操作规程［M］.沈阳：辽宁科学技术出版社，2017：152-153.

［11］ 胡晋平.五官科护士规范操作指南［M］.北京：中国医药科技出版社，2016：112-120.

［12］ 葛坚，王宁利.眼科学［M］.北京：人民卫生出版社，2015.

［13］ 曾继红，何为民.眼科护理手册［M］.北京：科学出版社，2015：110-112.

［14］ George L, Spaeth. Ophthalmic Surgery Principles and Practice［M］. 3rd edition. Amsterdam: Elsevier Science, 2003: 484-487.

［15］ 中华医学会眼科学分会眼底病学组，中华医学会眼科学分会白内障及屈光手术学组，中华医学会眼科学分会眼外伤学组，等.中国眼科手术后感染性眼内炎诊疗专家共识（2022年）［J］.中华眼科杂志，2022，58（7）：487-499.

［16］ 中国妇幼保健协会儿童眼保健专业委员会儿童眼病筛查学组.关于婴幼儿泪道相关疾病诊断及治疗的专家共识［J］.中国斜视与小儿眼科杂志，2021，29（2）：1-4.

［17］ 亚洲干眼协会中国分会.中国干眼专家共识：检查和诊断（2020年）［J］.中华眼科杂志，2020，56（10）：741-747.

［18］ 亚洲干眼协会中国分会，海峡两岸医药卫生交流协会眼科学专业委员会眼表与泪液病学组，中国医师协会眼科医师分会眼表与干眼学组.中国干眼专家共识：治疗（2020年）［J］.中华眼科杂志，2020，56（12）：907-913.

［19］ Tsubota K, Yokoi N, Watanabe H, et al. A new perspective on dry eye classification: proposal by the Asia Dry Eye Society［J］. Eye Contact Lens, 2020, 46(Suppl 1): S2-2S13.

［20］ Tsubota K, Yokoi N, Shimazaki J, et al. New perspectives on dry eye definition and diagnosis: a consensus report by the Asia Dry Eye Society［J］. Ocul Surf, 2017, 15(1): 65-76.

第二章
耳鼻咽喉科护理技术操作规范

第一节 外耳道滴药技术

【操作目的】

1. 软化耵聍。
2. 治疗耳道及中耳疾病。

【操作流程】

操作步骤	操作要点	考核要点
1. 素质及环境要求	(1) 服装整洁,仪表大方,语言恰当,态度和蔼 (2) 环境安静整洁,光线充足,适宜操作	与患者沟通耐心 环境适合操作
2. 评估与解释	(1) 洗手、戴口罩 (2) 核对患者信息、耳别 (3) 评估患者意识状态、合作程度、外耳道情况、有无药物过敏史 (4) 解释外耳道滴药的目的,需配合的事项,取得患者配合	核对内容正确 评估内容正确 解释到位
3. 操作前准备	(1) 洗手、戴口罩 (2) 用物准备:治疗盘、滴耳液(按医嘱)、治疗本、污物杯、干棉球	操作用物齐全、可使用
4. 操作过程	(1) 再次核对:核对患者信息、药物及耳别 (2) 再次向患者做好解释,取得合作 (3) 取合适体位:患者侧卧或坐位,头侧向健侧,患耳向上 (4) 一手将患侧耳郭向后上方牵拉(小儿向后下方牵拉),将外耳道拉直 (5) 另一手持滴耳液,再次核对患者床号、姓名、耳别,顺外耳道后壁缓缓滴入药液2～3滴或遵医嘱滴入合适滴数(图2-1-1外耳道滴药手法) (6) 用手指按压耳屏数次,促使外耳道空气压力变化,使药液充分接触;并擦拭外溢药液,保持体位3～4 min (7) 观察并健康指导:询问、观察患者外耳道滴药后有无不适,做好健康指导 (8) 整理床单位,协助患者取舒适卧位,再次与患者进行核对	开放式核对 合适体位 充分暴露外耳道 避免滴耳液直接滴入刺激鼓膜 操作流程流畅、全面,具有良好的人文关怀 健康指导内容正确全面

续　表

操作步骤	操作要点	考核要点
5. 操作后	（1）再次核对患者信息 （2）整理用物,清理污物 （3）洗手,记录	处置用物正确 记录无误

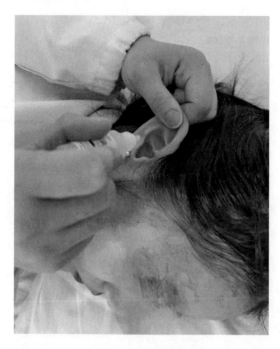

图2-1-1　外耳道滴药手法

【注意事项】

1. 药液温度以接近体温为宜,不宜太热或太凉,以免刺激迷路,引起眩晕、恶心、呕吐等不适感。

2. 如双耳均需滴药,应滴完一侧后保持体位3～4 min,再滴另一侧。

3. 滴药前,如外耳道有脓液,可按医嘱先使用过氧化氢滴耳液进行外耳道清洗。

4. 滴耵聍软化液,应事先告知患者滴入药液量要多,滴药后可能有耳塞、闷胀感,以免患者不安。

【并发症的预防与处理措施】

1. 眩晕

（1）预防:滴耳液以接近体温为宜,不宜太热或太凉。滴耳后避免头部剧烈晃动。

（2）处理:① 立即停止操作,将患者病情记录在门诊病史或护理记录单上。② 让患者平卧,休息。③ 通知医生,按医嘱给予进一步处理。

2. 耳塞、闷胀感

（1）预防：① 滴耳液量要适中，不可过多。② 滴耳需要药液量多时，例如滴耵聍软化液时，需提前告知患者会产生的不适感以免造成不必要的恐慌。

（2）处理：① 让患者半卧休息并在门诊病史或护理记录单上写明情况。② 如无需大量用药时，应立即停止用药。③ 通知医生，按医嘱给予进一步处理。

3. 耳痛、耳道感染

（1）预防：按操作规范实施外耳道滴液技术。

（2）处理：① 对于有耳道感染的患者，必要时，遵医嘱用药局部抗感染治疗。② 将患者病情记录在门诊病史或护理记录单上。

（华玮　王晶）

第二节 外耳道冲洗技术

【操作目的】

1. 冲出外耳道不易取出的软碎耵聍或已软化的耵聍栓,保持外耳道清洁。
2. 冲出外耳道小异物,如小珠、小虫等。

【操作流程】

操 作 步 骤	操 作 要 点	考 核 要 点
1. 素质及环境要求	(1) 服装整洁,仪表大方,语言恰当,态度和蔼 (2) 环境安静整洁,安静整洁,光线充足,适宜操作	与患者沟通耐心 环境适合操作
2. 评估与解释	(1) 洗手、戴口罩 (2) 核对患者信息、耳别 (3) 评估患者意识状态、合作程度;检查耳部情况(图2-2-1耳内镜检查耳部情况),评估外耳道及鼓膜、耵聍栓塞、异物等情况;有无禁忌证 (4) 解释操作目的,需配合的事项,取得患者配合	详细评估者病情、检查耳部情况 患者可配合
3. 操作前准备	(1) 再次洗手 (2) 用物准备:额镜(电耳镜)或耳内镜、弯盘、一次性药碗、冲洗装置(如橡皮球)、塑料管、温生理盐水、棉片、纱布、治疗巾	操作用物齐全、可使用
4. 操作过程	(1) 再次核对:核对患者信息、冲洗液及耳别 (2) 患者准备:取端坐位,患耳正对冲洗者;肩部垫治疗巾;头稍向患侧倾斜 (3) 将弯盘紧贴于患者耳垂下方皮肤,告知患者冲洗时若口鼻中有水及时告知 (4) 冲洗器内加温生理盐水,操作者一手向后上方轻拉(小儿向后下方)患者耳郭,另一手持冲洗器置于外耳道的外1/3处,贴住外耳道后上壁方向冲洗,使水流沿着上壁进入耳道深部再流出,至耵聍洗净为止(图2-2-2外耳道冲洗手法) (5) 患者头部向患侧倾斜,用纱布擦干耳道内和面部残留的液体;观察外耳道内是否清洁,如有耵聍残留可再次冲洗 (6) 健康指导:嘱患者勿采耳,若耵聍过多、及时来院清理	开放式核对 患者体位正确 冲洗方法正确,操作顺序正确,冲洗水压力应控制在鼓膜可承受的压力范围内,关注患者主诉 观察外耳道情况 正确健康指导
5. 操作后	(1) 再次核对患者信息 (2) 整理用物,清理污物 (3) 洗手,记录	处置用物正确 记录无误

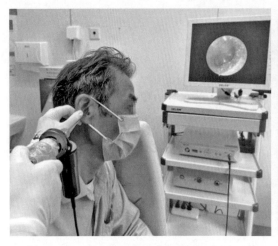

图2-2-1 耳内镜检查耳部情况

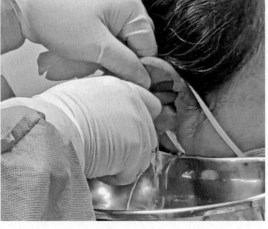

图2-2-2 外耳道冲洗手法

【注意事项】

1. 外耳道冲洗禁忌证主要有：鼓膜外伤性穿孔，原因不明的耳部出血、耳外伤特别是疑有颅底骨折，急、慢性化脓性中耳炎，有耳源性并发症如颅内感染。活体异物不建议冲洗，以免活体异物移动、触及鼓膜，造成患者耳部疼痛、耳鸣，甚至损伤鼓膜及中耳。

2. 冲洗液温度以接近正常体温为宜，不应过热或过冷，以免引起迷路刺激症状。

3. 冲洗时不可对准鼓膜，用力不宜过大，以免损伤鼓膜；也不宜对准耵聍或异物，以免将其冲至外耳道深部，更不利于取出。

4. 若耵聍未软化，可用耵聍钩钩出，或嘱患者再滴耵聍软化剂（如3%碳酸氢钠溶液）2～3 d后再冲洗。

5. 冲洗过程中，应注意观察患者反应，若患者主诉有水流入口咽部或出现头晕、恶心、呕吐或突然耳部疼痛，应立即停止冲洗并检查外耳道及鼓膜情况。

【并发症的预防与处理措施】

1. 迷路刺激症状

（1）预防：① 冲洗前评估患者有无眩晕史、中耳炎史，以及进食情况，避免空腹。② 冲洗液接近体温，避免水温过冷，间断冲洗。③ 冲洗过程中注意观察患者反应。

（2）处理：① 立即停止操作，做好观察记录。② 指导患者闭目、平卧，休息。③ 检查鼓膜情况，必要时请医生共同处理。

2. 外耳道皮肤损伤

（1）预防：① 避免冲洗管头端过于尖锐。② 冲洗管伸入外耳道避免过深，以免碰到外耳道壁引起损伤。③ 若患者外耳道耵聍过多、过硬，与皮肤粘连过紧，应先充分软化耵聍，冲洗压力适宜，动作轻柔，可以有效预防外耳道皮肤损伤。

（2）处理：① 一旦出现外耳道皮肤损伤，立即停止冲洗，先行止血处理。② 根据医嘱局部使用滴耳液治疗。

3. 耳道感染

（1）预防：冲洗时遵循无菌操作原则，用物一人一管一冲，一人一用一换。

（2）处理：遵医嘱使用滴耳液。

4. 鼓膜穿孔

（1）预防：① 操作前询问患者有无中耳炎、鼓膜穿孔史。② 冲洗时方向朝外耳道后上壁、不可直接对准鼓膜，用力不宜过大。③ 间断冲洗，避免持续加压。④ 冲洗后须观察耳道内鼓膜的情况，建议使用视频内窥镜，观察并记录鼓膜情况。

（2）处理：① 冲洗时，若患者口中或鼻中有水流出，立即停止冲洗。② 检查鼓膜情况，保持外耳道干燥，根据医嘱局部使用滴耳液。

（胡延秋　倪婷玉）

第三节　鼓膜穿刺抽液技术

【操作目的】

1. 抽出中耳积液,减轻耳闷感,提高听力。
2. 协助诊断分泌性中耳炎。

【操作流程】

操作步骤	操作要点	考核要点
1. 素质及环境要求	(1) 服装整洁,仪表大方,语言恰当,态度和蔼 (2) 环境安静整洁,光线充足,适宜操作	与患者沟通耐心 环境适合操作
2. 评估与解释	(1) 核对患者信息、耳别 (2) 评估患者病情、有无穿刺史及晕血晕针史、是否空腹等,合作程度 (3) 检查鼓膜情况(是否被耵聍遮挡、是否有破损) (4) 做好解释工作,取得患者配合	操作前仔细评估患者承受能力及穿刺时机 外耳道清洁 患者可配合
3. 操作前准备	(1) 洗手、戴口罩 (2) 用物准备:光源、额镜、窥耳器或耳内镜、表面麻醉剂、皮肤消毒剂(如苯扎溴铵酊溶液)、纱布、1 mL或2 mL注射器、鼓膜穿刺针头、酒精棉球	操作用物齐全、可使用
4. 操作过程	(1) 再次核对:核对患者信息、药物及耳别 (2) 穿刺前准备:耳道内滴入温热的局麻药4～5滴(接近体温),麻醉5～10 min后倒出;滴入温热的消毒液4～5滴消毒外耳道及鼓膜,然后将头侧向患侧,用纱布擦干外耳道口 (3) 穿刺体位:指导患者取侧坐位,患耳朝向操作者,头向椅背靠紧,必要时请家属及其他工作人员协助固定 (4) 穿刺:操作者将窥耳器置入外耳道,2 mL注射器与穿刺针衔接,调整额镜,聚光于外耳道,将穿刺针头沿窥耳器底壁缓缓进入外耳道(图2-3-1鼓膜穿刺手法),刺入鼓膜紧张部的前下象限或后下象限(图2-3-2耳内镜下鼓膜穿刺位置),一手固定针筒,一手抽吸积液,抽吸完毕,缓慢将针头拔出,退出外耳道。如使用耳内镜,可在显示器上观察进针位置并抽液 (5) 穿刺结束:再次观察鼓膜情况,耳道口放置半干酒精棉球防止灰尘进入 (6) 操作过程中密切观察患者有无眩晕等情况,并询问承受度 (7) 健康宣教:嘱患者2 d后将棉球自行取出,保持外耳道清洁干燥,一周内严禁耳内进水	开放式核对 外耳道及鼓膜消毒到位 体位合适 操作手法正确、轻柔,穿刺部位正确,分泌物抽吸干净 观察到位 健康指导内容全面
5. 操作后	(1) 再次核对患者 (2) 整理用物,洗手 (3) 记录抽出液体的颜色、性状、量	处理用物正确 记录完整

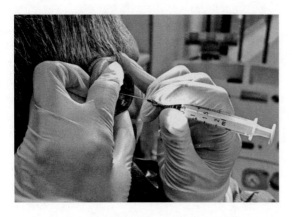
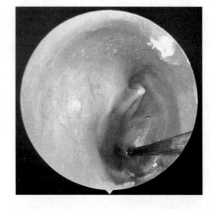

图2-3-1　鼓膜穿刺手法（彩图见书末彩插）　　图2-3-2　耳内镜下鼓膜穿刺位置（彩图见书末彩插）

【注意事项】

1. 鼓膜穿刺抽液的禁忌证：有严重心脏病或血液系统疾病、颈静脉球体瘤（鼓室型）、上呼吸道感染。

2. 严格遵循无菌操作原则。

3. 注意滴入耳内溶液温度适宜，以免刺激鼓膜发生眩晕。

4. 抽液时动作轻柔，缓慢抽取，如遇阻力大、抽液困难可微调针头方向或后退针头，拉开与鼓室壁距离，抽液完成后迅速退出针头。

【并发症的预防与处理措施】

1. 耳内出血

（1）预防：① 穿刺部位要正确，避开血管，避免穿刺过深。② 操作时动作要轻、稳。

（2）处理：① 观察出血的情况，用铁棉签轻轻擦拭按压止血。② 通知医生，必要时根据医嘱做耳内填塞止血。

2. 迷路刺激症状

（1）预防：① 操作前做好评估、耐心解释操作目的、操作方法及配合的注意事项。② 局麻药、消毒液等溶液加温至正常体温再使用。③ 穿刺前固定好患者头部，防止患者躲闪。④ 穿刺时，针头方向应与鼓膜垂直，不能向后上方倾斜。抽液时动作缓慢、轻柔。

（2）处理：① 立即停止操作，指导患者平躺休息。② 症状严重者，根据医嘱给予进一步处理。

3. 鼓膜穿孔不愈

（1）预防：① 穿刺部位要正确，避免穿刺过深。② 操作时动作要轻柔，如抽液困难，可轻轻转动针管，同时缓慢抽取。

（2）处理：① 用挤干的酒精棉球塞住外耳道口。② 保持外耳道清洁干燥、避免脏水进入外耳道。③ 根据医嘱局部用药或行手术治疗。

（沈亚云　胡延秋）

第四节 耳周脓肿切开引流技术

【操作目的】

用于耳周脓肿,如耳前瘘管感染及外耳道疖肿等患者成熟脓肿的局部切开,以达到引流脓液,消除炎症,减轻症状的目的。

【操作流程】

操作步骤	操 作 要 点	考 核 要 点
1. 素质及环境要求	(1) 服装整洁,仪表大方,语言恰当,态度和蔼 (2) 环境安静整洁,光线充足,适宜操作	与患者沟通耐心 环境适合操作
2. 评估与解释	(1) 核对患者信息、耳别 (2) 询问患者病情、有无耳前瘘管感染等发作史 (3) 检查局部脓肿情况:是否成熟、是否有破损 (4) 做好解释工作,取得患者配合	操作前仔细评估患者承受能力及切排时机 患者可配合
3. 操作前准备	(1) 洗手、戴口罩 (2) 用物准备:一次性药碗、无菌敷料/无菌纱布、无齿镊、无菌引流条、11号尖头刀片、皮肤消毒剂(如安尔碘溶液)、干棉签、干棉球、冲洗液(如生理盐水)、胶布	操作用物齐全、可使用
4. 操作过程	(1) 再次核对:核对患者信息、冲洗液及耳别 (2) 切开前准备:局部皮肤消毒2次(由内向外) (3) 体位:指导患者取侧坐位,头向椅背靠紧,必要时请家属及其他工作人员协助固定患者头部 (4) 操作视野清晰,将纱布置于脓肿/疖下方,从脓肿位置波动最明显部位进刀切开脓肿壁,向上作纵向切口(图2-4-1耳前瘘管感染切开位置),使脓液流出。用干棉签由远及近按压、尽量排尽脓液。用冲洗液反复冲洗伤口,直至伤口内无脓性分泌物或豆渣样物冲出,置入引流条,用无菌纱布或其他无菌敷料覆盖、包扎伤口 (5) 外耳道疖肿切排后,耳道口置无菌干棉球 (6) 操作过程中密切观察患者情况,并询问承受度 (7) 健康宣教:嘱患者定期换药,保持切口处敷料干燥,污染或潮湿后需及时更换。休息时取平卧或健侧卧位,防止患处受压	开放式核对 体位合适 遵守无菌原则,操作手法正确,切开位置及大小合适 健康指导全面
5. 操作后	(1) 再次核对患者信息 (2) 整理用物,处理污物 (3) 洗手、记录	处理用物正确 记录无误

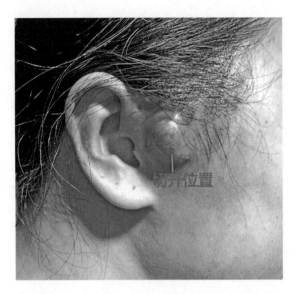

图2-4-1　耳前瘘管感染切开位置（彩图见书末彩插）

【注意事项】

1. 严格遵循无菌操作原则。

2. 操作前剪去局部过长的头发，以免污染伤口。

3. 切开位置选择耳前隆起波动感最明显处、自下向上纵行切开，注意切口高低、大小要适宜，过低可能损伤腮腺，影响伤口愈合，过高过小均不利于引流。对于反复发作切开的患者，应避开瘢痕处切开。

【并发症的预防与处理措施】

1. 出血

（1）预防：① 操作前评估脓肿/疖是否成熟，勿在未成熟时切开。② 操作时动作轻巧，掌握血管局部解剖位置，注意保护血管，防止损伤周围血管。

（2）处理：① 停止操作，立即压迫/填塞止血。② 若出血量较多，根据医嘱给予止血药物治疗或手术止血。

2. 意外损伤

（1）预防：操作前评估患者的年龄、合作程度，若患者年龄较小、难以配合，则使用绑带或床单等辅助用具固定患者上身及双臂，防止患者在操作时身体晃动、造成意外损伤。

（2）处理：监测患者生命体征，评估损伤情况，消毒、包扎损伤部位。

（沈亚云　胡延秋）

第五节　耳周脓肿切开术后换药技术

【操作目的】

引流脓液,消除炎症,减轻症状,促进伤口愈合。

【操作流程】

操作步骤	操 作 要 点	考 核 要 点
1. 素质及环境要求	(1) 服装整洁,仪表大方,语言恰当,态度和蔼 (2) 环境安静整洁,光线充足,适宜操作	与患者沟通耐心 环境适合操作
2. 评估与解释	(1) 核对患者信息、耳别 (2) 询问患者病情、合作程度等 (3) 评估患者切口周围皮肤情况、耳郭有无红肿、脓肿有无扩散,切口开放情况(切口是否缩小或闭合,是否需要扩创),引流物有无移位 (4) 做好解释工作,取得患者配合	操作前评估患者承受能力、切口情况
3. 操作前准备	(1) 洗手、戴口罩 (2) 用物准备:一次性药碗、无菌纱布/无菌敷料、无齿镊、无菌引流条、皮肤消毒液(如安尔碘溶液)、干棉签、冲洗液(如生理盐水)、胶布	操作用物齐全、可使用
4. 操作过程	(1) 再次核对:核对患者信息、冲洗液及耳别 (2) 体位:指导患者取侧坐位,头向椅背靠紧,头发置于耳后,固定头发,充分暴露切口部位 (3) 取下患者患耳处的敷料及引流物,查看伤口情况。若伤口与敷料粘连,用生理盐水浸湿后揭除敷料 (4) 用干棉签按压切口周围,尽量排尽脓液/分泌物 (5) 用冲洗液冲洗、擦拭伤口,将新引流物放入术腔(图2-5-1引流条放入术腔),无菌纱布覆盖、包扎伤口 (6) 操作过程中密切观察患者情况,并询问承受度 (7) 健康宣教:定期换药,保持切口清洁干燥,污染或潮湿后及时更换。健侧卧位、防止伤口受压	体位合适 揭开敷料方法正确 排净脓液 遵守无菌原则,操作手法正确 健康指导全面
5. 操作后	(1) 再次核对患者信息 (2) 整理用物,处理污物 (3) 洗手,记录换药日期	用物处理正确 记录无误

【注意事项】

1. 严格遵循无菌操作原则。

2. 换药时,密切观察伤口情况,如出现血肿、引流不畅或耳郭肿胀等情况,及时通知医

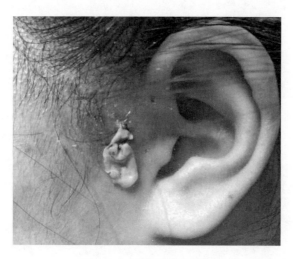

图2-5-1　引流条放入术腔

生处理。

【并发症的预防与处理措施】

1. 出血

（1）预防：护士应做到技术娴熟，操作轻巧迅速。

（2）处理：① 立即停止操作，压迫或填塞止血。② 如出血量较多或止血效果不明显时，根据医嘱给予止血药物治疗或手术止血。

2. 切口感染及耳软骨膜炎

（1）预防：① 严格遵守无菌操作原则，遵医嘱预防性应用抗生素。② 指导患者避免压迫患耳，保持伤口及敷料清洁干燥。

（2）处理：① 根据伤口感染程度采取相应措施，防止感染蔓延，加强换药，促进伤口愈合。② 必要时做细菌培养和药敏试验，根据细菌学检查结果遵医嘱选用合适药物。

（沈亚云　胡延秋）

第六节 耳郭假性囊肿石膏固定技术

【操作目的】

1. 明确耳郭假性囊肿病变诊断。
2. 治疗耳郭假性囊肿病变,促进囊腔闭合,防止囊肿复发。

【操作流程】

操作步骤	操作要点	考核要点
1. 素质及环境要求	(1) 服装整洁,仪表大方,语言恰当,态度和蔼 (2) 环境安静整洁,光线充足,适宜操作	与患者沟通耐心 环境适合操作
2. 评估与解释	(1) 核对患者信息、耳别 (2) 询问患者病情、有无晕血/晕针史、有无禁忌证及合作程度等 (3) 做好解释工作,取得患者配合	操作前仔细评估患者承受能力及配合度
3. 操作前准备	(1) 洗手、戴口罩 (2) 用物准备:皮肤消毒剂棉签、5 mL注射器、干棉球、纱布、胶布、石膏粉及盛器或耳郭石膏成型器(图2-6-1耳郭石膏成型器)、压舌板、清水	操作用物齐全、可使用
4. 操作过程	(1) 再次核对:核对患者信息、耳别 (2) 患者体位:取端坐位,患耳正对操作者;头发置于耳后,暴露手术部位 (3) 消毒耳郭囊肿及周围皮肤;在囊肿最低处穿刺,抽出囊肿内液体,进针点用棉球压迫止血后,用胶布粘贴固定 (4) 患者体位:患者趴在桌上头部侧卧,或侧卧在治疗床上,确保患耳朝上 (5) 上石膏前,用棉球塞住外耳道口,防止石膏液流入外耳道;将石膏和一定比例水进行混合,调至湿度适宜,用压舌板快速涂抹于耳郭及耳郭周围,直至覆盖全部耳郭皮肤,在穿刺处加厚保证压迫效果,或使用耳郭石膏成型器浇筑,待石膏半干后取下成型器(图2-6-2耳郭石膏干燥成型) (6) 石膏半干后,协助患者坐起,擦去面部周围多余石膏 (7) 操作过程中密切观察患者情况,并询问耐受度 (8) 健康宣教:嘱患者尽量减小咀嚼、张口等动作幅度,保持石膏干燥、避免受潮、受压。两周后拆除石膏。若突发剧烈耳痛,立即就诊	开放式核对 体位合适 遵守无菌原则,操作手法正确、轻柔 体位合适 注意保护外耳道,防止石膏液进入,石膏干燥成形且完全覆盖耳郭皮肤 观察到位 宣教指导全面
5. 操作后	(1) 再次核对患者信息 (2) 整理用物,处理污物 (3) 洗手,记录	处理用物正确 记录无误

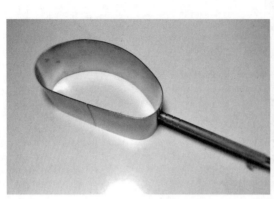 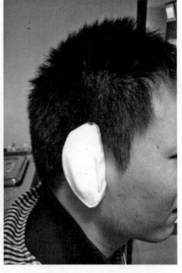

图2-6-1　耳郭石膏成型器　　　　　　　图2-6-2　耳郭石膏干燥成型

【注意事项】

1. 操作前仔细检查耳郭皮肤有无炎症,有无破损及活动性出血,如遇特殊情况报告医生,遵医嘱对症处理。

2. 上石膏时注意将头发分开并固定。石膏湿度要适中,上石膏时动作要迅速,以免石膏凝固结块。

【并发症的预防与处理措施】

1. 耳郭疼痛

(1)预防:① 根据患者的耐受程度,调整适宜的压迫时间。一般为1～2周,不超过3周。② 嘱患者尽量减小咀嚼、发声等动作幅度,以免牵拉患耳,引起不适。

(2)处理:评估患者的疼痛程度及压迫时间,根据医嘱予以相应处理。

2. 外耳道异物

(1)预防:① 上石膏前,用适宜大小的棉球填塞外耳道口,防止石膏液流入外耳道。② 操作过程中,注意评估患者的情况及感受。

(2)处理:① 若异物位置未超过外耳道峡部,未嵌顿于外耳道者,可用膝状镊或耵聍钩直接取出。② 如异物较大,且于外耳道深部嵌顿较紧,需由耳鼻喉科医生在视频内镜下取出。

（沈亚云　胡延秋）

第七节　耳部手术前编发技术

【操作目的】

使手术野清洁,有利于手术进行,预防切口感染。

【操作流程】

操作步骤	操 作 要 点	考 核 要 点
1. 素质及环境要求	(1) 服装整洁,仪表大方,语言恰当,态度和蔼 (2) 环境安静整洁,光线充足,适宜操作	与患者沟通耐心 环境适合操作
2. 评估与解释	(1) 洗手、戴口罩 (2) 核对患者信息、耳别 (3) 评估患者合作程度、发量是否适合编发、患侧备皮情况 (4) 解释贴发三股辫编发的目的,需配合的事项,取得患者配合	评估全面,解释清晰
3. 操作前准备	(1) 洗手、戴口罩 (2) 用物准备:治疗盘、治疗本、梳子、凡士林、剪刀、污物杯	操作用物齐全、可使用
4. 操作过程	(1) 再次核对:核对患者信息、耳别 (2) 再次向患者做好解释,取得合作 (3) 取合适体位:患者取坐位 (4) 将患者头发梳理整齐,沿患侧发迹 2～3 cm 处将头发分成两部分 (5) 健侧头发用橡皮筋固定好 (6) 将患侧头发均匀涂上凡士林 (7) 每编完一股,再从健侧分出一股编进去,应尽量将碎发编进去,直至编完,操作中时刻关心患者主诉 (8) 用橡皮筋扎紧,即成贴发三股辫,松紧适宜(图2-7-1 贴发三股辫) (9) 将健侧头发编成三股辫用橡皮筋扎紧 (10) 患者头发长度较短,不适宜梳贴发三股辫的情况下,可从上到下,用皮筋将头发一节一节梳理好,使上一节的发梢梳进下一节发束中,直至编完形成竹节辫(图2-7-2 竹节辫) (11) 将露出的短小头发用凡士林贴在辫子上或剪除 (12) 观察并健康指导:询问、观察患者编发后有无不适,并做好健康指导	开放式核对 合适体位 按照备皮范围合理将头发分为两部分 头发均编入三股辫,松紧度适宜 操作流程合理、流畅、全面,具有良好的服务意识,充分为患者考虑 健康指导正确
5. 操作后	(1) 再次核对患者 (2) 整理用物,清理污物 (3) 洗手	处理用物准确

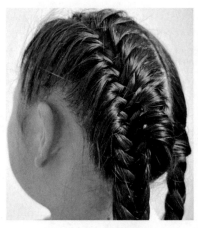
图2-7-1　贴发三股辫

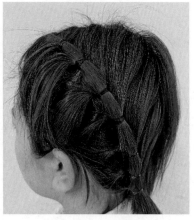
图2-7-2　竹节辫

【注意事项】

1. 耳部手术、侧颅底手术等备皮范围根据手术方式及医嘱确定。

2. 长发患者须将患侧发际梳成贴发三股辫，发辫尽量辫紧，防止松脱，余发则应梳理整齐。

3. 编发完成后，将发夹全部取下，切忌将金属发夹留于头部，可嘱患者朝向健侧卧位，以免弄乱发辫。

【并发症的预防与处理措施】

无。

（华玮　王晶）

第八节　耳部绷带包扎技术

【操作目的】

耳部手术或外伤后用于固定敷料局部压迫止血,保护手术切口,利于引流,以预防切口出血、血肿形成。

【操作流程】

操作步骤	操作要点	考核要点
1. 素质及环境要求	(1) 服装整洁,仪表大方,语言恰当,态度和蔼 (2) 环境安静整洁,光线充足,适宜操作	与患者沟通耐心 环境适合操作
2. 评估与解释	(1) 洗手、戴口罩 (2) 核对患者信息、耳别 (3) 评估患者意识状态、包扎耳情况、合作程度 (4) 解释耳部绷带包扎的目的,需配合的事项,取得患者配合	评估全面,解释清晰
3. 操作前准备	(1) 洗手、戴口罩 (2) 用物准备:治疗盘、治疗本、绷带、无菌纱布、胶带、长纱条(约20 cm)、剪刀	操作用物齐全、可使用
4. 操作过程	(1) 再次核对:核对患者信息、耳别 (2) 再次向患者做好解释,取得合作 (3) 取合适体位:患者取坐位 (4) 将长纱条放置患者患侧额部(眉毛外侧) (5) 将敷料放在患耳伤口处并用胶带妥善固定 (6) 绷带在额部固定2周(包左耳向左绕,包右耳向右绕)后,由上至下包向患侧耳部,经枕后绕到对侧耳郭上,再次由上至下包耳重复上述动作(图2-8-1单耳绷带包扎),双耳包扎时,绷带在额部先固定2周后,由上至下包向一侧患耳,经枕后绕到对侧包绕过患耳,再绕回额部,形成八字形。包扎时注意敷料固定,患耳及敷料全部包住无外露,最后在额部再绕1～2周,用胶布固定绷带尾部,用长纱条将绷带扎起,高于眼眶(图2-8-2双耳绷带包扎) (7) 包扎时听取患者主诉,避免对侧耳部受压 (8) 包扎完成后,及时修剪须边 (9) 观察并健康指导:询问、观察患者绷带包扎后有无不适,并做好健康指导	开放式核对 体位正确 长纱条放置位置正确 包扎顺序正确,敷料全部包住无外露,包扎松紧度适宜,以伸入一指为宜 对侧耳郭未受压 外观平整整洁 操作流程合理、流畅、全面,具有良好的服务意识,充分为患者考虑
5. 操作后	(1) 再次核对患者信息 (2) 整理用物,清理污物 (3) 洗手	处理用物正确

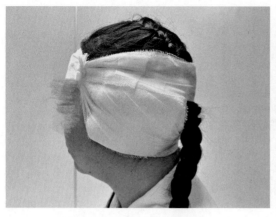

图2-8-1 单耳绷带包扎

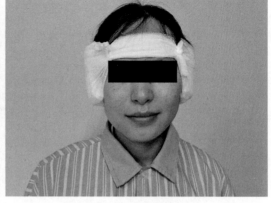

图2-8-2 双耳绷带包扎

【注意事项】

1. 固定额部的绷带不可太低,需高于眉毛,以免压迫眼球,影响视线。

2. 绷带的松紧应适度,以可伸入一指为宜,太松会引起绷带和敷料的脱落,太紧会使患者感到头痛。

3. 单耳包扎时,绷带应高于健侧耳郭,避免压迫健耳引起不适。

4. 包扎时要注意保持患耳的正常功能位。

【并发症的预防与处理措施】

无。

（华玮 王晶）

第九节　额镜使用技术

【操作目的】

利用光线反射原理,聚焦光源于待检查部位,利于检查者对患者进行观察或治疗。

【操作流程】

操作步骤	操作要点	考核要点
1. 素质及环境要求	(1) 服装整洁,仪表大方,语言恰当,态度和蔼 (2) 环境安静整洁,光线充足,适宜操作	与患者沟通耐心 环境适合操作
2. 评估与解释	(1) 核对患者信息 (2) 观察患者病情、评估呼吸、生命体征、合作程度等 (3) 做好解释工作,取得患者配合	操作前仔细评估患者病情及呼吸情况
3. 操作前准备	(1) 洗手、戴口罩 (2) 用物准备:额镜、光源。检查额镜:先调节双球状关节的松紧,使镜面既灵活转动又能随意固定;再调节额镜佩带的松紧。光源:检查光源是否适合使用	操作用物齐全、可使用
4. 操作过程	(1) 再次核对:核对患者信息 (2) 患者准备:协助患者取端坐位,检查部位朝向检查者 (3) 对光:戴好额镜进行对光,必须使瞳孔、镜孔、反光焦点和检查部位在一直线(图2-9-1额镜佩戴方法) (4) 暴露受检部位时一手按住受检部位,另一手辅助	开放式核对 体位合适 操作手法正确
5. 操作后	(1) 健康宣教 (2) 整理用物,洗手	处理用物正确

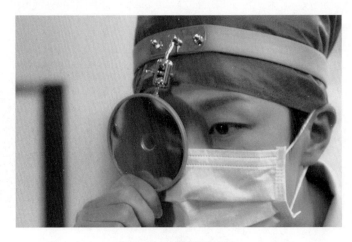

图2-9-1　额镜佩戴方法

【注意事项】

1. 检查时，检查者单眼视线向正前方通过镜孔看到反光焦点落在检查部位，但另一眼保持自然睁开，不能挤眼、眯眼或闭眼。

2. 检查者姿势要保持端正，不可弯腰、扭颈或歪头迁就光源。

3. 暴露受检部位手法：一手按住检查部位，另一手辅助；检查要求：耳部可见鼓膜，鼻部可见下鼻甲。

【并发症的预防与处理措施】

无。

（胡延秋）

第十节 鼻腔滴药技术(滴鼻/鼻喷雾)

【操作目的】

1. 用于鼻炎、鼻窦炎,或鼻腔、鼻窦手术后治疗。
2. 保持鼻腔润滑,防止干燥结痂。

【操作流程】

操作步骤	操作要点	考核要点
1. 素质及环境要求	(1) 服装整洁,仪表大方,语言恰当,态度和蔼 (2) 环境安全、舒适,光线充足,适宜操作	与患者沟通耐心 环境适合操作
2. 评估与解释	(1) 核对患者信息、鼻别 (2) 评估患者病情、有无操作禁忌证、配合程度等 (3) 做好解释工作,取得患者配合	仔细评估患者 患者可配合
3. 操作前准备	(1) 洗手、戴口罩 (2) 用物准备:干棉签、生理盐水、滴鼻剂或鼻喷剂、手电筒、纸巾(备用)	操作用物齐全、可使用
4. 操作过程	(1) 再次核对:核对患者信息、鼻别 (2) 患者准备:清洁鼻腔;协助患者取正确体位:滴鼻选择仰卧位,肩下垫枕,头尽量后仰,头低肩高(图2-10-1滴鼻仰卧位),喷鼻选择坐位或头后仰 (3) 滴鼻:每侧鼻腔滴2~3滴药液,轻轻按压鼻翼,使药液均匀分布在鼻腔黏膜,用干棉签或纸巾擦去外流药液,静卧5 min (4) 喷鼻:鼻腔喷药时勿对准鼻中隔,吸气时喷出药液,左手喷右侧鼻腔,右手喷左侧鼻腔,避免向鼻中隔喷药,防止损伤鼻中隔 (5) 用药后观察:用药效果及有无不良反应 (6) 健康宣教:滴药后勿做吞咽动作	开放式核对 鼻腔清洁合格 体位正确 操作方法正确,滴药后体位宣教正确 操作方法正确 观察到位 宣教内容正确
5. 操作后	(1) 再次核对患者 (2) 整理用物,清理污物 (3) 洗手,记录	处理用物准确 记录无误

【注意事项】

1. 滴鼻时药液瓶口勿触及鼻腔,以免造成药液污染。
2. 采取正确体位;滴鼻时告知患者勿做吞咽动作,以免药液流入咽部引起不适。
3. 几种滴鼻药物同时使用时,应先滴入减轻鼻腔黏膜出血的药物,两种药物间隔5 min。

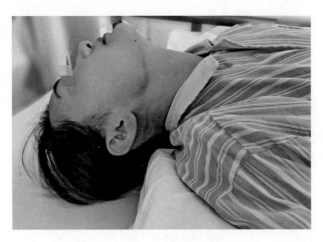

图 2-10-1 滴鼻仰卧位

4. 药物使用剂量及频次应遵照医嘱,勿随意用药或停药。

【并发症的预防与处理措施】

1. 误咽

(1)预防：① 滴鼻时协助患者取正确体位。② 滴右侧鼻腔时,头向右肩倒；滴左侧鼻腔时,头向左肩倒。③ 鼻腔滴药后,应静卧5 min,使药液充分与鼻腔黏膜接触,然后坐起。④ 每侧鼻腔滴入药液2 ~ 3滴为宜。⑤ 嘱患者避免做吞咽动作。

(2)处理：轻轻擤出或向后鼻孔抽吸,排出鼻咽部的多余药液。

2. 药物性鼻炎

(1)预防：遵医嘱使用滴鼻/喷鼻药物,掌握药物使用原则及时间。

(2)处理：① 停止使用血管收缩剂类滴鼻药,遵医嘱采用其他药物替代。② 可遵医嘱口服抗组胺类药物改善症状。

(田梓蓉 任晓波)

第十一节　鼻腔冲洗技术

【操作目的】

1. 清洗鼻腔,改善循环,促进炎症吸收。
2. 鼻内窥镜术后清除干痂、引流,防止术腔粘连。

【操作流程】

操作步骤	操 作 要 点	考 核 要 点
1. 素质及环境要求	(1) 服装整洁,仪表大方,语言恰当,态度和蔼 (2) 环境安全、舒适,光线充足,适宜操作	与患者沟通耐心 环境适合操作
2. 评估与解释	(1) 核对患者信息、鼻别 (2) 评估患者年龄、配合程度、自理能力、是否曾行鼻冲洗等,详细评估病情,包括全身和鼻腔局部情况,是否行鼻内窥镜手术、鼻腔有无填塞物,当日是否进行行鼻腔清理等 (3) 做好解释工作,取得患者配合	操作前仔细评估患者病情,严格遵医嘱行鼻腔冲洗
3. 操作前准备	(1) 洗手、戴口罩 (2) 用物准备:鼻腔冲洗装置、冲洗液、手电筒、温度计、纸巾(备用),必要时备盥洗盆	依据评估结果选择合适的鼻腔冲洗器,用物齐全、可使用
4. 操作过程	(1) 再次核对:核对患者信息、鼻别 (2) 患者准备:清洁鼻腔;介绍鼻腔冲洗装置组成;协助患者取正确体位,取坐位或站立位,头部位于盥洗池或盥洗盆上方,宜低头、上半身前倾约30° (3) 备好冲洗液:根据医嘱配置冲洗液并测试温度 (4) 鼻腔冲洗:(使用可调式鼻腔冲洗装置的挤压法为例)将鼻塞端口严密堵住需冲洗的前鼻孔(图2-11-1鼻腔冲洗),患者张口自然呼吸,挤压瓶体冲洗,使冲洗液缓缓冲入鼻腔并由另一侧前鼻孔或口腔排出,完成一侧鼻腔冲洗;清洗器内冲洗液用尽后,补充冲洗液,以同样方法冲洗对侧鼻腔。冲洗过程中,应严密观察患者生命体征与不良反应,若出现鼻腔出血、耳闷、呛咳等现象,应立即停止冲洗 (5) 冲洗后观察:询问患者有无头痛、耳闷及鼻部不适等表现,及时发现并发症 (6) 健康宣教:告知患者冲洗后体位、鼻腔冲洗装置清洗方法	开放式核对 鼻腔清洁合格;介绍鼻腔冲洗装置;体位正确 测试冲洗液温度 操作方法正确,冲洗过程中观察到位 观察到位 健康指导正确
5. 操作后	(1) 再次核对患者 (2) 整理用物,清理污物 (3) 洗手	处理用物准确

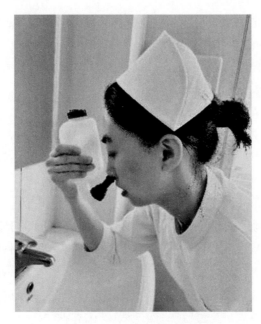

图 2-11-1　鼻腔冲洗

【注意事项】

1. 遵医嘱行鼻腔冲洗,包括冲洗时间、侧别、频次、冲洗量、治疗周期。

2. 依据评估结果选择合适的鼻腔冲洗方式:年龄≤6岁,宜选用喷雾法由他人帮助行鼻腔冲洗;年龄>6岁、可以配合的患者,宜选用挤压法(借助可调式、球囊式鼻腔冲洗装置)、鼻喷雾法自行鼻腔冲洗;年龄>6岁、不能配合和(或)无自理能力者,宜选用滴注法由医护人员行鼻腔冲洗。

3. 操作前检查鼻腔冲洗装置是否完好,冲洗液有无沉淀、变质、是否在有效期内。

4. 冲洗液温度以接近体温为宜,宜控制在32～40℃,气温较低时,可将冲洗液瓶放在40℃温水中加热至与正常体温接近。

5. 冲洗时应避开鼻中隔,冲洗压力以能顺利冲出分泌物/残余填塞物/干痂等的最小压力为宜。

6. 冲洗过程中,指导患者张口缓慢平静呼吸,勿说话、勿做吞咽动作,并严密观察患者生命体征与不良反应,若出现鼻腔出血、耳闷、呛咳等现象,应立即停止冲洗。

7. 冲洗后,应指导患者轻轻擤出鼻腔内残余冲洗液,询问患者有无头痛、耳闷及鼻部不适等表现。

8. 非一次性鼻腔冲洗装置一人一用一消毒。

【并发症的预防与处理措施】

1. 鼻腔出血

(1)预防:① 冲洗前,做好患者鼻腔局部状况的评估。② 冲洗时,指导患者使用合适的冲洗压力,避免压力过大,避开鼻中隔冲洗。③ 行鼻中隔手术患者的鼻腔冲洗时间应遵医嘱,不可过早行鼻腔冲洗。

（2）处理：① 立即停止鼻腔冲洗。② 指导患者低头、张口呼吸,及时吐出口腔内血液,并指导患者按压双侧鼻翼止血,配合局部冷敷。③ 出血量较多时,应立即通知医生止血。

2. 鼓膜刺激及中耳炎

（1）预防：① 鼻腔冲洗体位正确,取坐位或站立位。② 冲洗时,指导患者低头前倾30°,张口缓慢平静呼吸,勿说话、勿做吞咽动作、勿用鼻吸气。③ 指导患者使用合适的冲洗压力,避免压力过大。

（2）处理：① 立即停止鼻腔冲洗。② 指导患者站立位或坐位,保持低头姿势,深呼吸,轻拍患者背部促进冲洗液从鼻腔或口腔排出。③ 指导患者张口打哈、做吞咽/咀嚼动作,促使耳内液体排出。④ 患者出血耳闷,同时伴有耳痛、耳鸣等不适时,应立即通知医生处理。

3. 呛咳

（1）预防：① 鼻腔冲洗体位正确,取坐位或站立位。② 冲洗时,指导患者集中注意力,放松心情,避免紧张,张口缓慢平静呼吸,勿说话、勿做吞咽动作。

（2）处理：① 立即停止鼻腔冲洗。② 指导患者站立位或坐位,保持低头姿势,深呼吸,以缓解呛咳引起的不适,待症状缓解后再行冲洗。

（田梓蓉　任晓波）

第十二节 上颌窦穿刺冲洗技术

【操作目的】

1. 用于明确上颌窦病变的诊断。
2. 治疗上颌窦病变。

【操作流程】

操作步骤	操 作 要 点	考 核 要 点
1. 素质及环境要求	(1) 服装整洁,仪表大方,语言恰当,态度和蔼 (2) 环境安静整洁,光线充足,适宜操作	与患者沟通耐心 环境适合操作
2. 评估与解释	(1) 核对患者信息、穿刺部位 (2) 询问患者心理、身体状况,合作程度等 (3) 做好解释工作,有无禁忌证,有无晕血、晕针史	操作前仔细评估患者心理状况和配合程度,有无禁忌证
3. 操作前准备	(1) 安置患者,核对部位,做好解释工作 (2) 洗手、戴口罩 (3) 用物准备:额镜、光源、窥鼻器、铁棉签、棉片少许、上颌窦穿刺针、上颌窦穿刺冲洗管、20 mL注射器空针、治疗碗、深弯盘、生理盐水200～500 mL、纱布少许、表面麻醉剂、呋麻滴鼻液	操作用物齐全、可使用
4. 操作过程	(1) 再次核对:核对患者信息、药物信息及穿刺部位 (2) 患者准备:协助患者取正坐位,擤净鼻涕,头稍抬高,表面麻醉:将滴有表面麻醉剂和呋麻滴鼻液的铁棉签放于穿刺部位5～10 min (3) 定位穿刺部位:下鼻道外侧距下鼻甲前端1～1.5 cm,近下鼻甲附着处(此处骨壁最薄、易于穿透) (4) 穿刺、冲洗:操作者一手固定患者头部,另一手的拇指、食指握住针柄中段,掌心顶住针后端,针头斜面向鼻中隔,经前鼻孔伸入下鼻道(图2-12-1上颌窦穿刺位置及冲洗液流向),向外眦方向稍用力。穿刺针进入上颌窦腔有落空感(表明针已进入窦腔),拔出针芯,观察是否有血性或黄褐色液体流出,如有则不可冲洗。当确定穿刺针进入上颌窦腔后,冲洗管一端接上上颌窦穿刺针,另一端接注射器,回抽无回血,确定在窦腔内,再缓缓注入生理盐水,直至冲净脓液,脓液多时可在冲净后按医嘱注入药物冲洗 (5) 拔针:放回针芯,针头斜面恢复至进针状态,旋转退出针头,穿刺处填塞棉片压迫止血 (6) 健康宣教:嘱患者2 h后自行取出棉片,3～5 d内擤鼻涕时带有少量血液为正常现象,出血较多时及时到医院处理	开放式核对 体位合适 操作手法正确、轻柔遵守无菌原则,若需注入药物,患者取头抬高位,便于药物的注入停留。操作中注意观察患者面色、表情、有无不适感 宣教指导正确
5. 操作后	(1) 再次核对患者信息 (2) 整理用物,洗手 (3) 记录:脓液的颜色、性状、气味、量	处理用物正确 记录无误

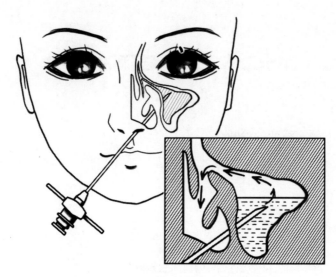

图2-12-1 上颌窦穿刺位置及冲洗液流向

【注意事项】

1. 各种血液病、急性炎症期禁止穿刺。高血压、各种心脏病、6岁以下儿童或空腹、月经期患者谨慎穿刺。

2. 操作前询问患者有无晕血、晕针史，做好心理护理和解释工作再进行治疗，如遇特殊情况报告医生，遵医嘱对症处理。

3. 冲洗时如注入液体时遇有阻力，可能是穿刺针头不在窦腔内，或穿入窦腔内的软组织中（如息肉），也可能是窦口阻塞，此时应改变穿刺针头的方向，如仍有阻力，则不可强行冲洗。窦腔内不可注入空气，以免针头刺入血管而发生空气气栓。进针后有黄褐色液体滴出，则为囊肿，不可冲洗，以防刺激囊肿继续生长，待液体流尽后拔针。

【并发症的预防与处理措施】

1. 晕血/晕针

（1）预防：① 对患者进行细致耐心地解释，消除患者的思想顾虑和恐惧心理，尽可能避免让患者直视注射部位及注射过程，保证治疗顺利进行。② 避免患者在紧张、饥饿、疲劳时进行治疗，以防晕针的发生。③ 在治疗过程中与患者交流或安抚患者，分散其注意力，消除患者紧张恐惧心理。④ 护士应做到技术娴熟，操作迅速，减少患者的疼痛。

（2）处理：① 如发生晕血或晕针，立即拔出穿刺针、停止治疗，协助患者平卧休息。② 测量患者生命体征，给予吸氧，同时立即通知医生，遵医嘱对症处理。

2. 鼻腔出血

（1）预防：① 询问患者有无高血压史，必要时测血压，必要时操作前根据医嘱可行血小板计数、出凝血时间测定。② 操作时避免使用较钝的上颌窦穿刺针，针尖不可在下鼻道黏膜滑行，以防损伤下鼻道黏膜而引起出血。

（2）处理：① 嘱患者将口中血液吐出，勿咽下。② 用呋麻棉片或1∶1 000肾上腺素棉片填塞下鼻道穿刺处止血，或使用吸收性明胶海绵填塞下鼻道止血。

3. 球后血肿及面颊部血肿

（1）预防：① 穿刺部位及方向一定要正确，用力不可过大。② 穿刺不可过深，防止穿入面颊部软组织。③ 在未确定刺入上颌窦之前不可进行冲洗。④ 冲洗时密切观察患者的眼球、面颊部，听取患者主诉。

（2）处理：① 患者主诉眶内胀痛或眼球有被挤压出的感觉，或主诉面颊部胀痛或面颊部肿起时，应立即停止冲洗。② 拔出穿刺针，24 h后可热敷以促进吸收。③ 肿胀过甚可穿刺抽吸后加压包扎。

4. 气栓

（1）预防：① 穿刺应位置正确，不可滑脱，穿入后抽吸有无回空。② 窦内不可注入空气。③ 接冲洗管后应排尽管内空气方可冲洗。

（2）处理：① 若穿刺后1～2 min患者突然心慌、头昏、发绀等，怀疑为发生气栓，应紧急救治，立即将患者置于头低位，并向左侧卧。② 立即给予吸氧。③ 通知医生给予急救措施。

（邵静　胡延秋）

第十三节　鼻窦负压置换技术

【操作目的】

1. 利用吸引器,吸出鼻腔及鼻窦腔内分泌物。
2. 形成窦腔负压,利于药液进入窦腔,以达到治疗的目的。

【操作流程】

操作步骤	操作要点	考核要点
1. 素质及环境要求	(1) 服装整洁,仪表大方,语言恰当,态度和蔼 (2) 环境安静整洁,光线充足,适宜操作	与患者沟通耐心 环境适合操作
2. 评估与解释	(1) 核对患者信息、鼻别 (2) 询问患者心理、身体状况,合作程度等 (3) 做好解释工作,语言柔和,取得患者配合	操作前仔细评估患者病情及有无禁忌证
3. 操作前准备	(1) 安置患者,核对,做好解释工作 (2) 洗手、戴口罩 (3) 用物准备:垫枕、吸引器、橄榄式吸头、呋麻滴鼻液、治疗碗、生理盐水200 mL左右、干棉球少许	操作用物齐全、可使用
4. 操作过程	(1) 再次核对:核对患者信息 (2) 患者准备:嘱患者擤净鼻涕,取正确体位(仰卧,垫肩,头低垂位,尽量使下颌颏部与外耳道口连线垂直于地面)。两侧鼻腔各滴入呋麻滴鼻液4～5滴,用棉球按压鼻翼使之分布均匀,保持头位不动1～2 min。嘱患者张口呼吸 (3) 进行吸引:将橄榄头与吸引器连接,置入一侧鼻孔,同时指压另一侧鼻孔,嘱患者接连发"开,开,开"的声音,使软腭断续上提,间断关闭鼻咽腔,同时开动吸引器吸引1～2 s(负压不超过24 kPa),使鼻腔形成短暂负压、利于鼻窦脓液排出。上述操作重复6～8次,一侧吸毕后抽吸生理盐水冲洗橄榄头,以保持管路通畅,用相同方法再吸另一侧鼻腔(图2-13-1鼻窦负压交替治疗)。若患儿年幼不能合作,可让其尽量张大口,则软腭亦可将鼻咽封闭 (4) 吸引后:吸引完后用呋麻滴鼻液滴鼻,静卧1～2 min后起床。擦拭鼻孔流出的药液 (5) 健康宣教:指导患者在治疗结束后15 min内,避免擤鼻及弯腰	开放式核对 体位正确 操作手法正确、轻柔 负压大小合适,负压吸充分,操作中指导患者正确 滴药规范 健康指导正确
5. 操作后	(1) 核对患者信息 (2) 整理用物,处理污物 (3) 洗手,记录	用物处理正确 记录无误

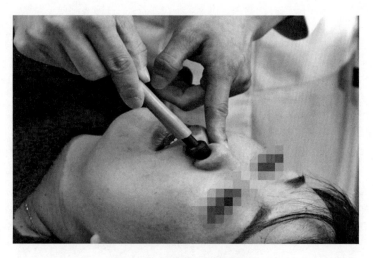

图2-13-1　鼻窦负压交替治疗

【注意事项】

1. 负压交替治疗禁忌证：急性鼻炎、急性鼻窦炎、鼻出血、鼻息肉、鼻部手术后伤口未愈、鼻前庭疖和高血压。

2. 遵医嘱行负压交替治疗，包括频次及治疗周期。一般行负压交替治疗4～5次不见效者，应考虑改用其他疗法。

3. 操作时，吸引器压力不可过大，抽吸时间不宜过长，以免负压过大引起鼻出血。注意动作轻柔，勿将橄榄头抵住鼻中隔，以免引起鼻腔黏膜损伤并发鼻出血。

4. 分泌物过稠时，可蘸生理盐水冲洗橄榄头，防止导管阻塞。

【并发症的预防与处理措施】

出血

（1）预防：① 操作前评估患者有无禁忌证。鼻部手术后的患者，需检查伤口是否愈合。② 询问有无高血压病史。③ 吸引器压力不可过大，每次将鼻孔塞住1～2 s后移除，避免时间过长。

（2）处理：① 如发生出血，立即停止操作，双手捏紧鼻翼，指导患者张口呼吸，冷敷患者额部及鼻根部10 min。② 患者由卧位改为坐位。③ 使用含呋麻滴鼻液的棉条或吸收性明胶海绵填塞出血侧鼻腔。④ 如出血量较多或止血效果不明显时，立即通知医生，按医嘱给予药物止血治疗或手术止血。

（邵静　胡延秋）

第十四节 剪鼻毛技术

【操作目的】

1. 鼻部手术前常规准备,清洁术野,预防感染。
2. 避免填塞物与鼻毛粘连,减轻患者痛苦。

【操作流程】

操作步骤	操作要点	考核要点
1. 素质及环境要求	(1) 服装整洁,仪表大方,语言恰当,态度和蔼 (2) 环境安静整洁,光线充足,适宜操作	与患者沟通耐心 环境适合操作
2. 评估与解释	(1) 洗手,戴口罩 (2) 核对患者信息、鼻别 (3) 观察患者病情、手电筒检查鼻部情况,鼻黏膜有无破损、出血,鼻内有无肿物,鼻腔分泌物情况,有无禁忌证,合作程度等 (4) 解释剪鼻毛的目的,告知患者剪鼻毛时会出现轻微异物感、刺痒、打喷嚏,属于正常现象,若发生不适症状时仍需保持头部固定及时举手示意,取得患者配合	评估全面,解释清晰
3. 操作前准备	(1) 洗手、戴口罩 (2) 用物准备:治疗本、消毒弯盘、弯头小剪刀、一次性药碗、干棉签、金霉素油膏、纱布、额镜或头灯	操作用物齐全、可使用
4. 操作过程	(1) 再次核对:核对患者信息、药物及鼻别 (2) 再次向患者做好解释,告知注意事项,取得合作 (3) 协助患者取舒适体位:坐位,固定头部,使头稍后仰靠在诊椅椅背上 (4) 操作者正确佩戴额镜或头灯,调节光源,使灯光焦点集中在鼻孔处 (5) 清洁鼻腔:协助患者轻轻擤出鼻腔分泌物,用干棉签清洁鼻腔 (6) 取出弯头小剪刀,将金霉素软膏涂于两片刀刃上,匀而薄 (7) 操作者一手拇指轻轻抬起患者鼻尖,暴露鼻前庭,食指固定鼻翼部,另一手持剪刀齐鼻毛根部剪除鼻毛,剪刀弯头朝向鼻腔(图2-14-1剪刀弯头朝向鼻腔) (8) 操作中灯光始终集中在操作部位 (9) 用蘸有金霉素软膏的棉签擦净鼻前庭皮肤,检查鼻毛是否齐根部剪干净 (10) 观察并健康指导:询问、观察患者剪鼻毛过程中及完成操作后有无不适,并且做好健康指导	开放式核对 合适体位 额镜或头灯使用正确,光源焦点聚焦在患者鼻孔 清洁鼻腔分泌物,以免影响剪鼻毛效果 使剪下的鼻毛黏附于弯头小剪刀上 操作正确,避免损伤鼻黏膜 防止鼻毛碎屑吸入鼻腔
5. 操作后	(1) 再次核对患者信息 (2) 整理用物,清理污物 (3) 洗手	用物处理正确

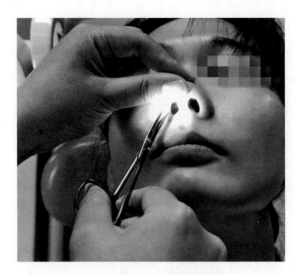

图2-14-1　剪刀弯头朝向鼻腔

【注意事项】

1. 剪鼻毛时,动作要轻,勿伤及鼻黏膜引起出血。
2. 操作时灯光始终集中在操作部位。
3. 评估特殊情况下不宜剪鼻毛,如小儿或无法配合者、鼻内有肿物易致出血或鼻出血等。

【并发症的预防与处理措施】

1. 鼻腔黏膜损伤

(1)预防: ① 剪鼻毛动作要轻,操作前充分清洁鼻腔,保证光线充足,充分暴露鼻前庭。② 使用弯头剪刀,剪刀尖头朝向鼻腔,以免伤及鼻黏膜引起出血。③ 操作前严格评估患者,不能配合或剪鼻毛可能会伤及鼻内肿物或有禁忌证者不剪鼻毛。

(2)处理: ① 干棉签压迫3 min。② 仍有出血,使用蘸有呋麻滴鼻剂的棉签压迫止血。③ 必要时汇报医生处理。

2. 上呼吸道感染

(1)预防:因鼻毛有阻挡空气中细菌和尘埃的作用,剪鼻毛后可嘱患者佩戴口罩,以预防细菌和尘埃进入上呼吸道,引起上呼吸道感染。

(2)处理: ① 给予患者半卧位,并指导有效咳嗽和排痰。② 病室注意开窗通风,注意保暖。③ 禁烟禁酒,多饮水,进食清淡、易消化的食物,忌辛辣刺激。④ 遵医嘱给予对症治疗。

(华玮　王晶)

第十五节　喉部雾化吸入技术

【操作目的】

1. 协助患者祛痰镇咳。
2. 帮助患者解除支气管痉挛,改善通气功能。
3. 预防、控制呼吸道感染。

【操作流程】

操作步骤	操作要点	考核要点
1. 素质及环境要求	(1) 服装整洁,仪表大方,语言恰当,态度和蔼 (2) 环境安全、舒适,光线充足,适宜操作	与患者沟通耐心 环境适合操作
2. 评估与解释	(1) 核对患者信息 (2) 评估患者年龄、配合程度,评估病情(包括呼吸、咳痰能力及痰液情况、有无操作禁忌证等) (3) 做好解释工作,取得患者配合	操作前仔细评估患者
3. 操作前准备	(1) 洗手、戴口罩 (2) 用物准备:氧气表、雾化器、药液、治疗盘、注射器	六步洗手法 操作用物齐全、可使用
4. 操作过程	(1) 再次核对:核对患者信息、药液 (2) 抽吸药液,连接雾化器 (3) 患者准备:协助患者取半卧位 (4) 雾化吸入:调节氧气流量为 6～8 L/min,指导患者将口含嘴置于口中,用口深吸气,用鼻呼气,间断深呼吸;气管切开患者,可将雾化面罩直接置于气切开处。雾化时间为 15～20 min,结束治疗后如残余过多,适当延长治疗时间 (5) 雾化后观察:患者有无不良反应 (6) 清洁患者面部 (7) 健康指导:嘱患者治疗后漱口,防止药液在咽部聚集	开放式核对 药液抽吸方法正确 体位正确 雾化吸入方法正确 雾化时间适宜 观察到位 促进患者舒适 宣教正确
5. 操作后	(1) 再次核对患者信息 (2) 整理用物,处理污物 (3) 洗手,记录	用物处理正确 记录无误

【注意事项】

1. 使用氧气雾化吸入时,严禁接触烟火,告知患者不可私自调节氧流量,一次性装置按说明书要求定期或按需更换。

2. 使用超声雾化吸入时,水槽和雾化罐勿加温水或热水,水槽内无水时不可开机。雾化器专人专用,按使用说明清洗、晾干备用。

3. 雾化吸入时间为 15 ～ 20 min，不可随意延长或缩短治疗时间，至药液用尽为止。

4. 声带充血或水肿患者雾化吸入后，嘱患者禁食刺激性食物，禁烟、酒，并噤声，以提高治疗效果。

5. 表面麻醉喉镜检查术后 2 h 方可进行喉部雾化吸入。

【并发症的预防与处理措施】

1. **呼吸困难**

（1）预防：① 评估患者有无雾化吸入禁忌证。② 协助患者采取正确体位进行雾化。

（2）处理：① 立即停止雾化吸入。② 协助患者半卧位，观察有无缺氧表现。③ 分析原因并采取干预措施。

2. **口腔真菌感染**

（1）预防：① 雾化吸入后嘱患者漱口，保持口腔清洁。② 遵医嘱行雾化吸入治疗，不可盲目延长周期。

（2）处理：分析发生口腔真菌感染的原因并针对原因处理。

（田梓蓉　任晓波）

第十六节 扁桃体周围脓肿穿刺排脓技术

【操作目的】

排出脓液,减轻症状,促进炎症消退。

【操作流程】

操作步骤	操作要点	考核要点
1. 素质及环境要求	(1) 服装整洁,仪表大方,语言恰当,态度和蔼 (2) 环境安静整洁,光线充足,适宜操作	与患者沟通耐心 环境适合操作
2. 评估与解释	(1) 核对患者信息、患侧扁桃体 (2) 询问患者心理、身体状况、合作程度,有无禁忌证等 (3) 做好解释工作,语言柔和,取得患者配合	操作前仔细评估患者病情及有无禁忌证
3. 操作前准备	(1) 安置患者,核对,做好解释工作 (2) 洗手、戴口罩 (3) 用物准备:额镜、1%丁卡因喷雾器、压舌板、治疗碗、干棉球、18号针头、20 mL注射器、扩张钳(图2-16-1扩张钳)、长弯血管钳	操作用物齐全、可使用
4. 操作过程	(1) 再次核对:核对患者信息、药物及患侧扁桃体 (2) 患者准备:患者取端坐位,头稍后仰,尽量张大嘴巴 (3) 表面麻醉:用1%丁卡因喷雾器做表面麻醉2次 (4) 穿刺排脓:将18号针头接于20 mL注射器做脓肿穿刺,在脓肿最隆起的软化点作穿刺抽脓(前上型者在悬雍垂根部做水平线与腭舌弓做垂直线的交点做穿刺,后上型者在悬雍垂根部做水平线与腭咽弓做垂直线的交点做穿刺)(图2-16-2扁桃体周围脓肿穿刺部位定位);以穿刺点为中心,用扩张钳扩张脓腔切口,使脓液流尽,嘱患者自行吐出;观察有无出血,如有可用干棉球按压出血处2～3 min止血 (5) 健康宣教:嘱患者2 h后方可进食温、冷流质或软食,避免过烫;保持口腔清洁,遵医嘱漱口液漱口	开放式核对 体位合适 操作手法正确、轻柔 遵守无菌原则,注意观察患者脓液情况,有无不适反应 健康指导正确
5. 操作后	(1) 再次核对患者信息 (2) 整理用物,洗手 (3) 记录抽出脓液的颜色、性质、量	处理用物正确 记录完整、准确

【注意事项】

1. 扁桃体周围脓肿穿刺排脓技术禁忌证:凝血功能障碍、控制不良的高血压等。

2. 操作前评估患者有无晕血、晕针史、脓肿是否形成,做好沟通解释工作再进行治疗,如遇特殊情况报告医生,遵医嘱对症处理。

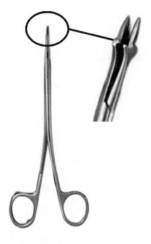

图 2-16-1 扩张钳

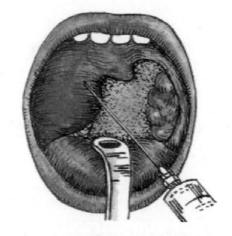

图 2-16-2 扁桃体周围脓肿穿刺部位定位

3. 穿刺时应注意方向,防止损及距扁桃体外缘 1～2 cm 的颈动脉,还应注意勿刺入扁桃体组织。

4. 操作前备抢救车、气管切开包、吸引器及氧气装置,以防穿刺后脓液大量涌出、患者误吸造成呼吸困难甚至窒息。

【并发症的预防与处理措施】

1. 误咽

(1)预防:① 操作前,指导患者进行压舌、"啊"等训练,直至患者能够完全适应为止,以防患者因咽反射不能配合操作。② 护士应做到技术娴熟,操作迅速。③ 操作时,及时清除口中的积液、积血,保持呼吸道通畅。

(2)处理:立即停止治疗,患者半卧位、头偏向一侧,清除呼吸道异物,给予吸氧,必要时配合医生进行气管插管或气管切开术。

2. 出血

(1)预防:① 询问患者有无高血压病史、凝血功能异常。② 操作者技术娴熟,选择正确穿刺部位,注意勿刺入扁桃体组织。注意穿刺方向,避免伤及扁桃体外缘颈动脉。

(2)处理:立即停止操作。使用含呋麻滴鼻液的棉球压迫穿刺点。安慰患者,并做好出血观察及心理护理。如出血量较多或止血效果不明显时,根据医嘱给予药物止血治疗或手术治疗。

3. 复发

(1)预防:① 操作前做好评估,根据患者的病灶部位选择最突出的位置进行穿刺吸脓,直到无脓液被吸出为止。② 必要时,可以用扩张钳阔开穿刺口进行排脓。③ 穿刺后,指导患者根据医嘱使用漱口水漱口及用药治疗。

(2)处理:对于多次脓肿发作者,建议在炎症消退 2 周后,行手术切除扁桃体。

(胡延秋)

第十七节　癔病性失音颈前皮内注射技术

【操作目的】

颈前注射是一种暗示性的疗法,常用于癔病性失音。

【操作流程】

操作步骤	操作要点	考核要点
1. 素质及环境要求	(1) 服装整洁,仪表大方,语言恰当,态度和蔼 (2) 环境安静整洁,光线充足,适宜操作	与患者沟通耐心 环境适合操作
2. 评估与解释	(1) 核对患者信息 (2) 观察患者心理、身体状况合作程度、有无晕针晕血史,可先诱导患者发声,评估患者发音状况 (3) 做好解释工作,取得患者配合	核对方法正确 操作前仔细评估患者 语言柔和恰当、态度和蔼可亲
3. 操作前准备	(1) 洗手、戴口罩 (2) 用物准备:皮肤消毒剂棉签、砂轮、2 mL注射器、灭菌注射用水、治疗盘、干棉签	操作用物齐全、可使用
4. 操作过程	(1) 接待患者,再次核对患者信息 (2) 患者准备:取端坐位,头稍后仰 (3) 操作前准备:将2 mL注射器抽取灭菌注射用水(避开患者的视线,避免患者察觉该操作为暗示性操作)放入治疗盘内备用 (4) 选择部位:颈前中央皮肤 (5) 皮肤消毒:皮肤消毒剂棉签消毒皮肤 (6) 颈前注射:操作者一手固定颈前皮肤另一手持注射器作颈前中央皮内注射,一边注射,一边鼓励患者大声数1、2、3、4、5等数字。继之,嘱其连续高声发音,鼓励讲话,直至发声功能恢复正常。拔出针头,用干棉签压迫注射部位,防止出血	开放式核对 体位合适 操作手法正确,注意无菌原则 部位选择正确 遵守无菌原则 操作流畅、稳准,观察患者反应,关心患者,时间<5 min
5. 操作后	(1) 核对患者信息,健康宣教 (2) 整理用物,洗手 (3) 记录	健康指导正确 处理用物正确 记录无误

【注意事项】

1. 操作前先鼓励患者树立治愈的信心,告诉患者所患疾病是完全可以治愈的,为其诊治的医生是喉科权威专家,声音来之于喉部,其病的位置就在颈前喉部,并且所用药物是从外国进口的专治发声的特效药物具有"特效性",以解除其忧虑、恐惧或不安情绪,主动配合治疗。

2. 注射时不宜过深,皮丘不宜过大,操作尽量做到无创,以达到能给患者暗示的目的即可。

【并发症的预防与处理措施】

1. 出血及皮下硬结

（1）预防：① 正确选择注射部位，避免在同一部位多次注射，避免刺伤血管，避开皮肤破损处。② 正确掌握注射深度，深度为针梗的1/2～1/3。③ 注射药量不宜过多，推药速度要缓慢，用力要均匀，以减少对局部的刺激。④ 注射后及时给予局部热敷或按摩，以促进局部血液循环，加速药物吸收，防止硬结。

（2）处理：① 如针头刺破血管，立即拔针，按压注射部位，更换注射部位，重新注射。② 拔针后针眼少量出血者，予以重新按压。③ 注射部位形成皮下血肿者，可根据血肿的大小采取相应的处理措施。对皮下小血肿早期采用冷敷，48 h后应用热敷促进淤血的吸收和消散。对皮下较大血肿早期可穿刺抽出血液，再加压包扎。血液凝固后，可行手术切开取出血凝块。④ 皮下硬结用50%的硫酸镁湿热敷，或取新鲜马铃薯片外敷硬结处。

2. 效果不佳

（1）预防：① 操作前向患者详细告知治疗医生的权威和治疗药物的疗效，让患者主动配合。② 操作过程中，避免让患者察觉该治疗为暗示性操作，并不断鼓励患者大声说话。

（2）处理：建议患者间隔一段时间后，再行治疗。

（吴建芳）

第十八节　气管切开气管套管内吸痰技术

【操作目的】

保持患者呼吸道通畅,保证有效通气。

【操作流程】

操作步骤	操作要点	考核要点
1. 素质及环境要求	(1) 仪表大方,举止端庄 (2) 服装、鞋帽整洁	与患者沟通耐心 环境适合操作
2. 评估与解释	(1) 核对患者信息 (2) 评估患者病情、生命体征、意识及痰液分泌情况 (3) 评估患者吸氧情况,检查吸引器的性能(接呼吸机者评估呼吸机参数设定情况) (4) 解释吸痰操作目的及注意事项,取得患者配合	评估患者病情,包括患者全身情况和痰液分泌情况、吸氧情况等 吸引器是否处于备用状态
3. 操作前准备	(1) 洗手、戴口罩 (2) 按需要备齐用物,放置合理:吸引器、吸痰盘(一次性吸痰管、湿化液、生理盐水、吸痰罐或一次性水杯)、放气囊者需5 mL注射器、气囊测压仪	操作用物齐全、可使用
4. 操作过程	(1) 再次核对:核对患者信息 (2) 吸引前解释:① 向患者解释吸痰的注意事项;② 协助患者采取半卧位,必要时按需吸入氧气 (3) 吸引前准备:① 将生理盐水倒入一次性水杯;② 吸引前按需湿化,撕开吸痰管包装前端,取出无菌手套;③ 一手戴手套后,将吸痰管盘在手中,另一手接负压管 (4) 吸引过程:① 试吸后,确定导管通畅;② 阻断负压将吸痰管轻轻插入气道,插入气管套管内长度、角度适当(根据气管套管的长度,决定插入气道内吸引管的长度,宜浅吸引,若吸引效果不佳则可深吸引);③ 吸痰:放开负压,边上提边旋转边吸引,一次吸痰时间小于15 s,连续吸痰不超过3次,每次吸痰后更换吸痰管,并冲洗吸痰管和负压吸引管 (5) 放气囊:① 带气囊气管套管者,根据医嘱定时放气囊,放气囊前,先吸净侧边导管痰液;② 然后缓慢放气(至少5～10 s),根据患者情况予以吸痰(吸痰过程同上);③ 放气囊30 min后给气囊充气,气囊测压仪测量压力在25～30 cm H$_2$O (6) 吸痰时注意观察:痰液情况、血氧饱和度、生命体征、吸痰效果、气道通畅情况,根据患者情况可予以按需吸氧,生命体征平稳后,调至原来水平 (7) 吸痰后处置:① 处理吸痰用物,关闭吸引器;② 评估气道吸引后有无不良反应	开放式核对 体位正确 按需湿化 注意无菌操作 导管通畅 吸痰管插入长度正确 动作应轻柔、准确、快速 吸痰时间及次数正确 放气囊动作缓慢 观察到位 吸痰后按需给予吸氧 用物处置正确 观察有无不良反应

续　表

操作步骤	操作要点	考核要点
5. 操作后	（1）再次核对患者信息 （2）协助患者取安全、舒适体位，洗手 （3）记录吸痰时间、痰量、性状、患者生命体征等 （4）定期消毒清洗吸引瓶和吸引管	吸痰后体位舒适 做好记录 注意消毒清洗的方法

【注意事项】

1. 气管切开患者应按需进行气道内吸引，即出现吸痰的指征：

（1）闻及痰鸣音或气管造瘘口可见痰液。

（2）咳嗽排痰无力。

（3）血氧饱和度下降至95%以下。

（4）双肺听诊出现大量湿啰音，怀疑是气道分泌物增多所致。

（5）怀疑胃内容物反流误吸或上气道分泌物误吸。

（6）需要获取痰液标本。

（7）带气囊的气管套管放气时。

（8）其他经临床专业判断认为需要行气道吸引。

2. 遵循无菌操作原则。

3. 操作前，选择型号适宜的吸痰管，宜选择有侧孔的吸引管，且吸引管管径不宜超过气管内套管内径的50%，而婴儿患者应使用小于气管内导管内径70%的吸引管。

4. 操作前，不宜常规向气道内滴入湿化液，避免氧饱和度下降。仅在气道分泌物黏稠且常规治疗手段效果有限时，可在吸引时滴入湿化液。

5. 冲洗水瓶应分别注明吸引气管插管、口鼻腔之用，不能混用。

6. 带气囊的气管套管：气囊压力适当（25～30 cm H_2O），若有条件，宜每4～6 h监测气囊压力；根据医嘱予以定时放气囊（如每4～6 h放气1次），每次放气30 min左右，放气前患者宜取合适体位、缓慢放气，减少患者呛咳反应，注意防止分泌物落入气道，对带有声门下吸引装置的套管，每次放气前应进行声门下分泌物吸引，重新充气后应再测气囊压力。

【并发症的预防与处理措施】

1. 低氧血症

（1）预防：① 宜浅吸引，若吸引效果不佳则可深吸引。② 选择合适的吸痰管，以达到有效吸引，每次吸痰时间不宜过长。③ 吸痰过程中，密切观察患者的生命体征和血氧饱和度的变化，患者若有咳嗽，可暂停操作，让患者将深部痰液咳出后或症状缓解后再继续吸痰。④ 使用呼吸机者，吸痰前应予高浓度氧气吸入，吸痰时脱机时间不宜过长，一般应小于15 s。

（2）处理：① 停止吸痰，立即加大吸氧流量或给予面罩加压吸氧。② 必要时进行机械通气。

2. 气道黏膜损伤

（1）预防：① 选择合适的吸痰管，每次吸引前应检查负压，吸引时负压由小到大，吸痰管插入时动作轻柔，禁止带负压插管。抽吸时，吸痰管必须旋转向外提拉，严禁反复上下提插。② 注意吸痰管插入是否顺利，遇到阻力时应查找原因，不可粗暴盲插。③ 每次吸痰的时间不宜过长。若痰液一次未吸净，可暂停 3 ～ 5 min 再次抽吸。连续吸痰不得超过 3 次。④ 带气囊的气管套管气囊压力适当，根据医嘱予以定时放气囊。

（2）处理：① 若吸痰时，有大量血性分泌物，立即停止操作。② 操作后，经常巡视患者，仔细观察有无气道黏膜损伤的表现。③ 发生气道黏膜损伤时，可遵医嘱用生理盐水加抗生素进行超声雾化吸入。

（彭峥嵘）

第十九节　更换气管垫技术

【操作目的】

1. 保持切口清洁,防止感染,并使患者感到舒适。
2. 及时更换,便于观察。

【操作流程】

操作步骤	操作要点	考核要点
1. 素质及环境要求	(1) 服装整洁,仪表大方,语言恰当,态度和蔼 (2) 环境安静整洁,光线充足,适宜操作	与患者沟通耐心 环境适合操作
2. 评估与解释	(1) 核对患者信息 (2) 评估患者心理、身体状况、有无酒精过敏史 (3) 解释操作目的、方法、注意事项,取得患者配合 (4) 评估气管套管在位情况及气管垫情况	操作前仔细评估患者病情及气管套管在位情况、气管垫情况 语言柔和恰当、态度和蔼可亲
3. 操作前准备	(1) 洗手、戴口罩 (2) 观察患者呼吸,必要时吸痰(准备吸痰用物) (3) 用物准备:弯盘、药碗、镊子、酒精棉球、枪镊、气管垫、吸痰用物(备用)	操作用物齐全、可使用
4. 操作过程	(1) 再次核对:核对患者信息 (2) 观察患者呼吸、切口及气管套管情况,必要时吸痰 (3) 患者准备:协助患者取半卧位 (4) 取下气管垫:辨别气管垫固定带,取下气管垫、观察渗液情况、放于医疗垃圾桶内,操作中防止气管套管脱出。处理污染气管垫后及时洗手 (5) 消毒切口:镊子夹取酒精棉球,由内向外环形消毒切口及其周围皮肤,注意消毒彻底,消毒半径不小于10～15 cm (6) 换无菌气管垫:将气管垫放置在气管套管下,气管垫两侧固定带穿过气管套管的系带进行交叉(可以用枪镊)系于颈后,以使气管垫纱布衬于气管套管下方、并使纱布完全覆盖伤口(图2-19-1气管垫固定带交叉系于颈后),操作时注意保护气管套管,防止脱出 (7) 固定:气管垫固定带颈后活结固定,松紧以一指为宜 (8) 观察倾听患者主诉	开放式核对 体位合适 操作手法正确、轻柔,避免患者呛咳、气管套管脱出 遵守无菌原则 操作手法正确、轻柔,避免患者呛咳 关注患者舒适度,操作动作轻巧、准确 注意关爱患者
5. 操作后	(1) 再次核对患者信息 (2) 协助患者取舒适卧位,整理床单位,健康宣教 (3) 整理用物,洗手	指导如何观察痰液 处理用物正确

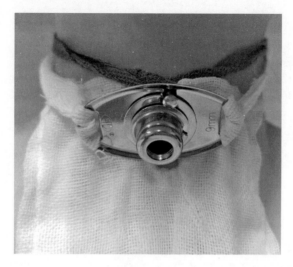

图2-19-1　气管垫固定带交叉系于颈后

【注意事项】

1. 操作时,准确区分气管垫固定带与气管套管系带,避免因操作不当导致气管套管脱出而危及患者生命。

2. 消毒切口及周围皮肤时,注意无菌操作,酒精棉球避免过湿,夹取棉球等物品时需牢固夹取,避免消毒液、棉球等因夹取不当误入气道而引起气道异物。

3. 系带式气管垫保持活结固定,便于识别与更换。

4. 每日更换气管垫1～2次,若被血液和痰液污染时及时更换。

【并发症的预防与处理措施】

1. 气管套管移位或脱出

(1)预防:① 检查气管套管固定带的松紧度,固定带与皮肤之间容纳超过一指时,及时调整,防止操作时牵拉气管套管导致其移位或脱出。② 更换系带式气管垫时,应正确区分气管套管系带和气管垫系带,防止混淆。

(2)处理:① 气管套管移位或轻度脱出时,可将气管套管顺着形成的窦道弧度进行回插。② 气管套管完全脱出、患者出现呼吸困难时,立即备好抢救物品,同时配合医生将气管套管重新置入或更换置入。

2. 气道异物

(1)预防:① 夹取酒精棉球力度适中,避免脱落、掉入喉造瘘口内。② 操作者技术娴熟、动作轻巧。

(2)处理:① 患者意识尚清楚时,鼓励患者用力咳嗽,通过气流冲击使异物咳出。② 若患者出现意识不清,配合医生尽快行手术取出异物。

(吴建芳)

第二十节 气管内套管清洗消毒技术

【操作目的】

1. 保持气管套管通畅。
2. 定期清洗、消毒气管内套管。

【操作流程】

操作步骤	操作要点	考核要点
1. 素质及环境要求	(1) 服装整洁,仪表大方,语言恰当,态度和蔼 (2) 环境安静整洁,光线充足,适宜操作	与患者沟通耐心 环境适合操作
2. 评估与解释	(1) 核对患者信息 (2) 观察患者病情、评估呼吸、生命体征、合作程度等 (3) 做好解释工作,取得患者配合	操作前仔细评估患者病情及呼吸情况
3. 操作前准备	(1) 洗手、戴口罩 (2) 用物准备:弯盘、手套、持物钳、消毒设备、酒精棉球、纱布、气管套管刷(如为小儿气管套管可另备干棉签或铁棉签)、计时钟、双氧水(备用)、生理盐水(备用)	操作用物齐全、可使用
4. 操作过程	(1) 再次核对:核对患者信息 (2) 患者准备:协助取端坐位,必要时先吸痰 (3) 取管:一手抵住气管外套管底板;另一手将内套管外口的缺口转至锁扣处将内套管取出(图2-20-1取气管内套管) (4) 消毒:根据气管套管类型及产品说明书,选择浸泡法或者煮沸法或高压蒸汽灭菌法 (5) 取出:更换消毒纱布、消毒持物钳,将内套管取出 (6) 戴管:观察患者呼吸情况、必要时吸痰;将内套管内的水轻轻甩干;再次在光亮处检查内壁;用一手抵住气管外套管底板,另一手将内套管轻轻插入,并将缺口转至下方,询问患者对气管套管的耐受度 (7) 再次观察患者呼吸情况	开放式核对 体位合适,必要时吸痰 操作手法正确、轻柔 遵守无菌原则 标识卡及顺序核对正确 操作手法正确、轻柔,避免患者呛咳,关注患者舒适度 观察到位
5. 操作后	(1) 再次核对患者信息 (2) 整理床单位,健康宣教 (3) 整理用物,洗手	防脱管安全指导 处理用物正确

【注意事项】

1. 操作时注意无菌操作。
2. 气管套管清洗至少每天2次,分泌物多时及小儿气管套管应酌情增加清洗次数。
3. 戴、取气管内套管时切忌单手操作。取放气管内套管时,应注意观察患者呼吸、气道

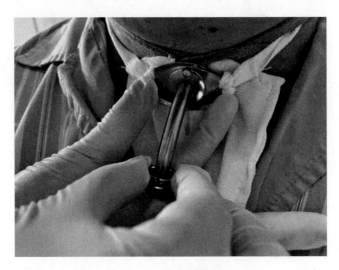

图2-20-1　取气管内套管

分泌物、外套管是否在位及其通畅情况等。内套管放回时,应将水甩干,管壁冷却。气管内套管脱离外套管时间一般不超过30 min,以防外套管被分泌物阻塞。

4. 冲刷内套管时,刷子的粗细与内套管型号相似,以免损坏管壁。清洗完毕后在光亮处检查内壁是否清洗干净,管腔内千万不可遗留棉絮等异物,以防止气道堵塞。

5. 消毒气管套管方法

（1）煮沸法:清水煮沸3 ～ 5 min,使痰液凝结便于刷洗。用专用刷子在流动水下清洗内套管内外壁,并对光检查内套管清洁无痰液附着。刷洗干净的内套管应再次放入干净的水中,煮沸20 min(水沸后开始计时)。消毒好的内套管干燥、冷却后立即放回外套管内,防止烫伤气管黏膜或引起呛咳。

（2）浸泡法:不耐热材质的气管套管(如塑料材质)宜选择浸泡消毒,具体操作(消毒液的选择及浸泡时间)应根据产品说明书。操作方法:取下内套管完全浸没于装有消毒液的容器中至相应规定时间(如3%过氧化氢溶液中浸泡10 min),使内套管上附着的有机物被分解,便于刷洗;用纱布条或专用刷子在流动水下清洗内套管内外壁,并对光检查内套管清洁无痰液附着;将清洗干净的内套管再次放入装有消毒液的容器中至相应规定时间(如3%过氧化氢溶液中浸泡10 ～ 20 min),取出再次检查内套管中是否有痰液残留,用生理盐水反复冲洗干净。

（3）高压蒸汽灭菌法:有条件者,优先选择该法进行气管套管消毒,将污染的内套管放入专门容器送消毒供应中心统一清洗、灭菌;将灭菌好的内套管送回病区备用。

【并发症的预防与处理措施】

1. 气管外套管脱出

（1）预防:① 妥善固定气管套管,气管套管系带松紧度以一指为宜,若患者肥胖、颈部水肿或气肿消退致气管套管固定太松,应及时调整固定带的松紧度。② 操作时禁忌单手操作,避免气管套管脱出。

(2)处理:① 如发生脱管,立即通知医生,备好相应气管套管内芯,做好重插气管套管的准备。② 呼吸困难者,立即准备抢救车、简易呼吸器、氧气等急救用品,随时准备急救。

2. 气管外套管堵塞

(1)预防:① 定时湿化吸痰,痰液黏稠者可遵医嘱使用雾化吸入。② 教会患者正确的咳嗽方法,及时咳出痰液。③ 操作前做好充分的准备,尽可能减少内套管取出的时间。④ 取出和放入内套管前,必要时先行吸痰。⑤ 痰液黏稠易形成痰痂者,可酌情增加清洗的次数。

(2)处理:① 加强湿化,给予患者翻身、拍背,做深部吸痰,及时吸出堵塞的痰痂。② 深部吸痰仍无法吸出痰痂,立即通知医生,做好更换气管套管的准备。

(吴建芳　胡延秋)

第二十一节 多导睡眠监测技术

【操作目的】

1. 诊断睡眠呼吸暂停低通气综合征并为患者下一步治疗方案提供依据。

2. 采集和记录脑电图、眼动电图、肌电图、心电图、口鼻气流、鼾声、呼吸运动、脉氧饱和度、体位等数据,用于分析睡眠结构、评估睡眠疾病。

【操作流程】

操作步骤	操作要点	考核要点
1. 素质及环境要求	(1) 服装整洁,仪表大方,语言恰当,态度和蔼 (2) 环境安静整洁,无电磁波干扰,适宜操作	与患者沟通耐心 环境适合操作
2. 评估与解释	(1) 核对患者信息 (2) 评估患者意识状态、病情、合作程度、心理状况、头面部皮肤等,有无酒精过敏 (3) 做好解释工作,取得患者配合	详细评估患者病情、意识状态及头面部皮肤情况,男士需剃干净胡须、女士需除去指甲油
3. 操作前准备	(1) 洗手、戴口罩 (2) 用物准备:PSG仪器一套、酒精(生理盐水)、棉球或磨砂膏、纱布绷带、导电膏、心电电极片、血氧探头、小儿型吸氧管、白色宽丝胶布、肤色弹力胶布	操作用物齐全、可使用
4. 操作过程	(1) 再次核对患者信息,检查患者自身准备是否到位 (2) 向患者解释操作及注意事项,取得配合 (3) 患者准备:坐位,面朝操作者,双腿自然下垂,配合要求:放松,不要多转动 (4) 清洁皮肤:方法、位置正确 (5) 根据PSG设备厂家说明将各导联线粘贴于患者身体相应位置:脑电电极、眼电电极、肌电电极、心电导联、口鼻气流传感器等(图2-21-1多导睡眠监测技术头面部接线位置) (6) 连接胸腹带、鼻导管、血氧饱和度(图2-21-2各物品连接方法) (7) 正确输入患者信息,打开监测电脑记录数据;监测过程中,定期探查电极片固定情况,以及时连接;观察各导联数据波形是否正常,及时排除异常原因 (8) 注意观察患者呼吸节律、频率、面部表情、口唇等情况,避免发生意外情况 (9) 正确保存数据	开放式核对 言语得体 体位合适 操作手法正确、轻柔 导线连接正确、固定妥当 正确传导,排除故障 保证监测安全 注意保存
5. 操作后	(1) 正确拆除导联线、脑电线,安置患者 (2) 整理用物,洗手	正确拆除及关爱患者 处理用物正确

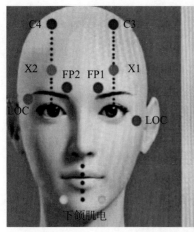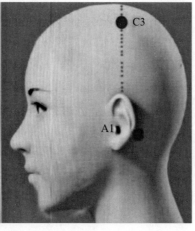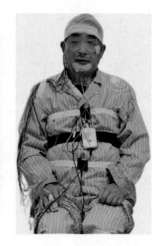

图2-21-1 多导睡眠监测技术头面部接线位置　　图2-21-2 各物品连接方法

【注意事项】

1. 监测前评估患者病情及皮肤情况：如有高血压、心脏病等基础疾病，详细询问患者是否用药、病情控制情况，如指标严重超过正常值，需及时汇报医生，询问是否可以耐受整夜睡眠监测，若存在急性心衰、心肌梗死、哮喘发作、血压异常、心律失常风险者，根据医嘱予以药物控制，且配备急救物品，特殊患者必要时请家属陪护，降低风险情况发生率；患有感冒、呼吸道感染者可能影响患者呼吸节律或频率，需好转后再监测；因电生理信号通过皮肤表面电极记录，监测前观察皮肤是否清洁干燥无破损，男性患者剃去胡须，女性患者去除指甲油，洗头、洗澡，避免使用身体乳。

2. 为保证夜间监测时长超过 7 h，监测当日避免进行影响睡眠质量的活动：禁止午睡，禁饮咖啡、茶水等刺激性饮料，以免兴奋呼吸中枢，难以入睡；禁服镇静安眠药物（如无长期服药史）、酒类，以免加重病情，导致监测结果有误。告知患者需自备尿壶或便盆，避免因长时间监测中断导致监测无效。并将呼叫器调整至患者可快速接触的地方，以便在出现不适体征后及时呼叫护士。

3. 监测室应有独立的空间，保证安静、遮光和舒适的睡眠环境，可调控室温。巡视中开、关门动作轻柔，说话、走路声音尽量轻，以免打扰患者睡眠。

【并发症的预防与处理措施】

1. 皮肤损伤

（1）预防：① 操作前评估患者皮肤情况，保持监测环境温湿度适宜，嘱患者监测当天穿宽松衣裤。② 使用医用透气胶带对易脱落电极、传感器等进行固定。③ 揭除电极片时，动作轻柔，避免撕拉。

（2）处理：① 保持皮肤清洁、干燥，预防皮肤感染。② 应用水胶体敷料，促进破损皮肤的湿性愈合。

2. 监测失败

（1）预防：① 正确放置各电极和传感器：连接电极时，查看电极阻抗，尽量不超过 5 000 Ω，定位脑电电极时避开血管搏动部位，以免干扰脑电监测；连接口鼻气流传感器时要加强固定，避免脱落、检测不到。② 各导联线固定应松紧适宜，避免影响患者睡眠。③ 监测期间注意观察患者有无异常行为、动作和事件，及时识别和纠正可能出现的信号伪迹，根据实际情况进行处理。

（2）处理：向患者做好解释，协助医生分析失效原因，排除影响因素后，根据医嘱安排重新监测，必要时使用便携式睡眠监测仪。

（吴建芳　胡延秋）

参考文献

［1］ 席淑新，肖惠明.眼耳鼻咽喉科护理学［M］.5版.北京：人民卫生出版社，2021.

［2］ 吴欣娟，耿小凤，田梓蓉.中华护理学会专科护士培训教材·耳鼻咽喉头颈外科专科护理［M］.北京：人民卫生出版社，2021.

［3］ 侯军华，田梓蓉.五官科护理学［M］.北京：科学技术文献出版社，2020.

［4］ 陈燕燕.眼耳鼻咽喉口腔科护理学［M］.4版.北京.人民卫生出版社，2019.

［5］ 韩杰，席淑新.耳鼻喉头颈外科护理与操作指南［M］.北京：人民卫生出版社，2019.

［6］ 孙虹，张罗.耳鼻咽喉头颈外科学［M］.9版.北京.人民卫生出版社，2018.

［7］ 孔维佳，周梁.耳鼻咽喉头颈外科学［M］.3版.北京.人民卫生出版社，2015.

［8］ The Joanna Briggs Institute. Evidence Summary. Tracheostomy (Adults): Stoma care［EB/OL］. (2020–11–07)［2021–12–17］. https://ovidsp. dc2. ovid. com/ovid-a/ovidweb. cgi"&S =ALGAFPOJDBEBOCJBJPOJOFBFMKFLAA00&Link＋Set=S. sh. 48%7c19%7csl_190.

［9］ The Joanna Briggs Institute. Evidence Summary. Multidisciplinary care team approach: Tracheostomy patients［EB/OL］. (2020–09–20)［2021–12–17］. https://ovidsp. dc2. ovid. com/ovid-a/ovidweb. cgi"&S=ALGAFPOJDBEBOCJBJPOJOFBF MKFLAA00&Link＋Set=S. sh. 21%7c1%7csl_190.

［10］ Trouillet J L, Collange O, Belafia F, et al. Tracheotomy in the intensive care unit: Guidelines from a French expert panel: the French intensive care society and the French society of anaesthesia and intensive Care medicine［J］. Medicine Intensive Reanimation, 2019, 28(1): 70–84.

［11］ 余少卿，杨玉成，许元腾，等.鼻腔盐水冲洗预防新型冠状病毒感染专家共识［J］.中国眼耳鼻喉科杂志，2022，22（4）：329–334, 362.

［12］ 中华医学会神经病学分会睡眠障碍学组，中国医师协会神经内科医师分会睡眠障碍专业委员会，中国睡眠研究会睡眠障碍专业委员会.中国成人多导睡眠监测技术操作规范及临床应用专家共识［J］.中华医学杂志，2018，98（47）：3825–3831.

［13］ 中华护理学会.中华护理学会团体标准 T/CNAS 31–2023 鼻腔冲洗护理技术［EB/OL］. http://www. zhhlxh. org. cn/cnaWebcn/upFilesCenter/upload/file/20230131/1675152170171019432. pdf.

［14］ 中华护理学会.中华护理学会团体标准 T/CNAS 03–2019 气管切开非机械通气患者气道护理［EB/OL］. http://www. zhhlxh. org. cn/cnaWebcn/upFilesCenter/upload/file/20200622/1592816335452010676. pdf.

彩　插

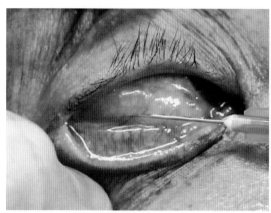

图1-3-1　结膜呈泡状隆起

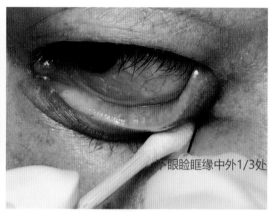

眼睑眶缘中外1/3处

图1-4-1　球旁注射进针部位

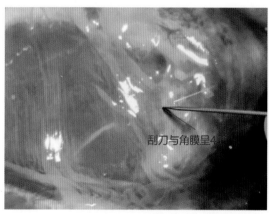

刮刀与角膜呈45°

图1-8-1　刮刀角度

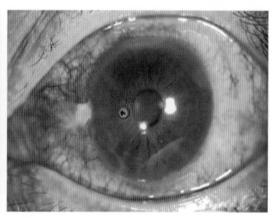

图1-9-1　角膜异物

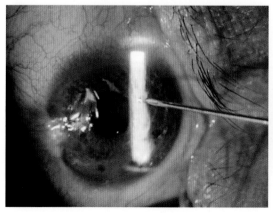

图1-9-2　角膜异物剔除方法

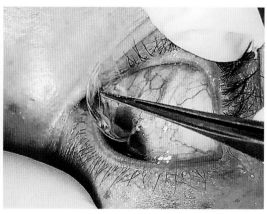

图1-10-1　软性角膜接触镜佩戴方法

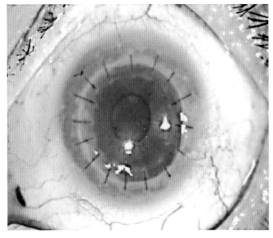

图1-11-1　角膜间断缝线

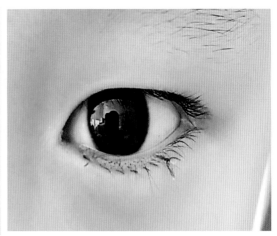

图1-11-2　皮肤连续缝线

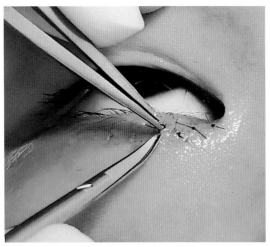

图1-11-3　拆线手法

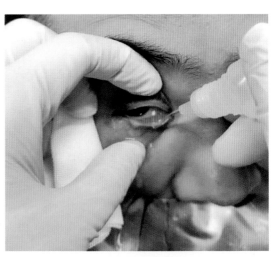

图1-12-1　眼药水冲洗结膜囊手法

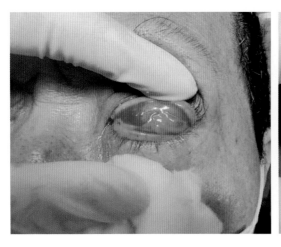

图1-14-1　翻开眼睑手法

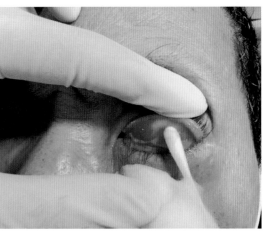

图1-14-2　擦伪膜手法

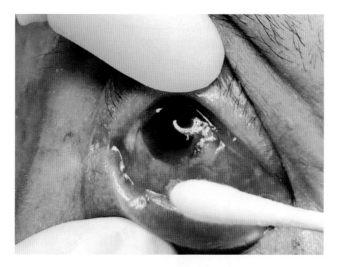

图1-15-1　结膜囊培养手法

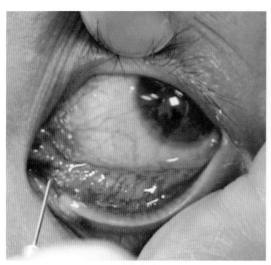

图1-16-1　针头垂直进入泪小点

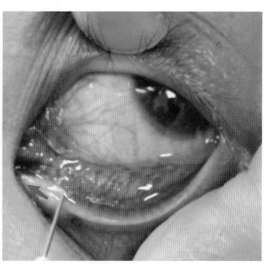

图1-16-2　针头水平转向内眦方向

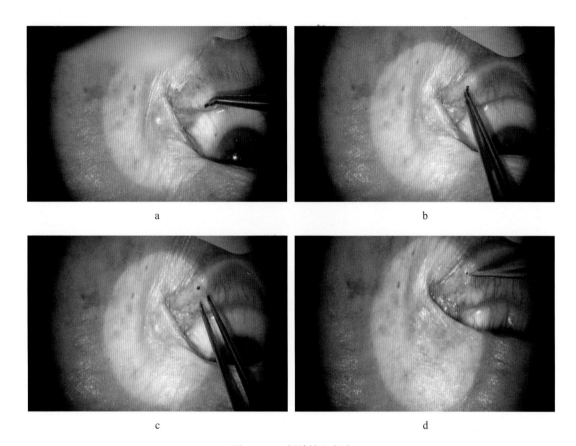

a   b

c   d

图1-19-1　泪栓植入方法

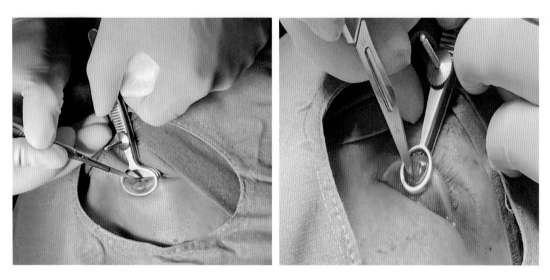

图1-20-1　霰粒肿皮肤面切口　　　　　　图1-20-2　霰粒肿睑结膜面切口

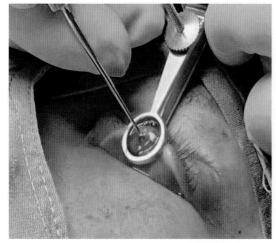

图1-20-3　刮勺去除囊腔内容物

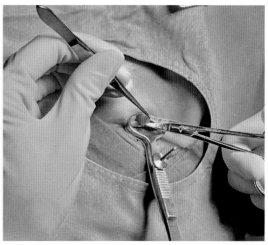

图1-20-4　剪去肉芽

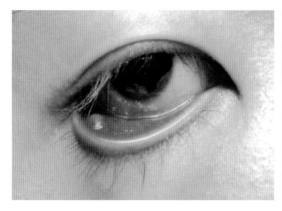

图1-21-1　内麦粒肿

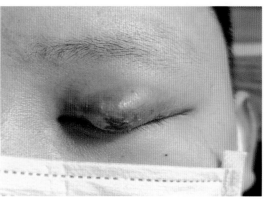

图1-21-2　外麦粒肿

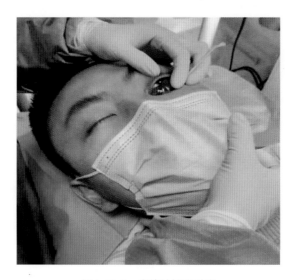

图1-21-3　麦粒肿切开引流

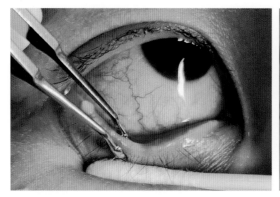

图1-22-1　睑板腺挤压

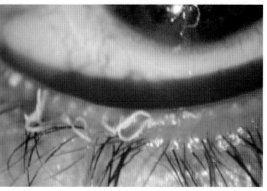

图1-22-2　睑板腺阻塞物

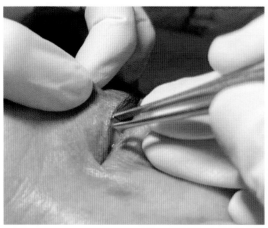

图1-24-1　拔倒睫手法

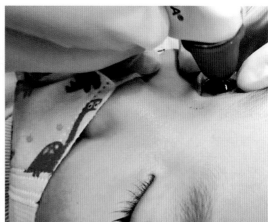

图1-28-1　Tono-Pen测眼压法

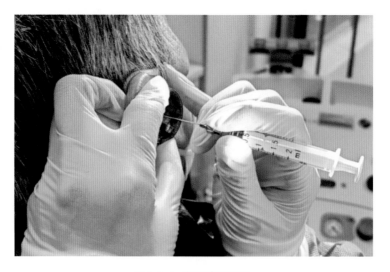

图2-3-1　鼓膜穿刺手法

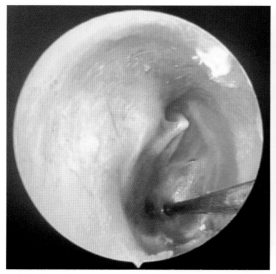

图2-3-2　耳内镜下鼓膜穿刺位置

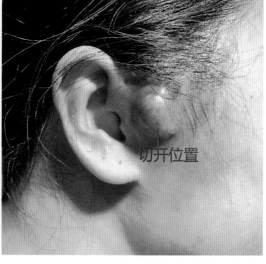

图2-4-1　耳前瘘管感染切开位置